任之堂悟道中医丛书

任之堂
学药记

——当民间中医遇到神农传人

（第**2**版）

王德群
余浩

著

全国百佳图书出版单位

中国中医药出版社

·北 京·

图书在版编目（CIP）数据

任之堂学药记：当民间中医遇到神农传人 / 王德群，

余浩著 . —2 版 . —北京：中国中医药出版社，

2023.10

（任之堂悟道中医丛书）

ISBN 978 – 7 – 5132 – 8399 – 1

Ⅰ . ①任⋯ Ⅱ . ①王⋯ ②余⋯ Ⅲ . ①中药学—研究

Ⅳ . ① R28

中国国家版本馆 CIP 数据核字（2023）第 183106 号

中国中医药出版社出版

北京经济技术开发区科创十三街 31 号院二区 8 号楼

邮政编码 100176

传真 010–64405721

三河市同力彩印有限公司印刷

各地新华书店经销

开本 710×1000 1/16 印张 9 彩 1 字数 161 千字

2023 年 10 月第 2 版 2023 年 10 月第 1 次印刷

书号 ISBN 978 – 7 – 5132 – 8399 – 1

定价 48.00 元

网址 www.cptcm.com

服 务 热 线 010–64405510

购 书 热 线 010–89535836

维 权 打 假 010–64405753

微信服务号 zgzyycbs

微商城网址 https://kdt.im/LIdUGr

官 方 微 博 http://e.weibo.com/cptcm

天猫旗舰店网址 https://zgzyycbs.tmall.com

出版说明

学习中医不易，然而学好中医自有其关窍：一为熟读经典。读书百遍，其义自见。只有熟到将中医经典内化成自己的知识和思想，到临床时方能信手拈来，应用自如。二是早临床，多临床。只有通过临床实践才能体会中医如何认识疾病、如何治疗疾病、如何取效。三是多思考，多体悟。学习中医需要悟性。悟性为何？悟性是指对事物的感知力、思考力、洞察力，主要指对事物的理解能力和分析能力。悟性并非完全由先天禀赋所定，后天的培养也非常重要。怎样才能学好中医，开启学习中医的悟性？本套"任之堂悟道中医丛书"试图从经典、临床和思悟等几方面为大家打开思路，提供一点灵感和启迪。

余浩，网名任之堂主人，自幼随祖辈学医，后就读于湖北中医药大学（原湖北中医学院），毕业后扎根基层，访名师，参道学，将中国古典哲学融入中医理论之中，创立阴阳九针等新疗法，用于治疗各种疑难杂症，颇有心得。余浩在湖北十堰创立任之堂中医门诊部，每天坐诊看病，边临床，边带徒，教学相长，在多年的传统中医带教过程中，他和弟子将对中医的体悟、学习的收获记录成册，陆续出版了多本任之堂系列图书，受到广大读者的好评。此次我们选择其中的《任之堂医经心悟记——医门话头参究》《任之堂医理悟真记》《任之堂师徒问答录》《任之堂医案讲习录》《任之堂学药记——当民间中医遇到神农传人》《万病之源——任之堂解说不可不知的养生误区》六本著作进行修订再版，作为本套丛书的第一辑。

本套丛书的第二辑包括《任之堂临床中药心悟1》《任之堂临床中药心悟2》《任之堂古中医学启蒙》《任之堂道医脉法传真》《养生之本精气神——任之堂道医养生法》，此五本著作为首次出版，是任之堂主人余浩近年的最新力作。

希望本套丛书能够成为大家学习、体悟中医道路上的良师益友。

出版者
2023 年 9 月

人物名片

民间中医　任之堂主人余浩

神农传人
安徽中医药大学王德群教授

　　余浩　1975 年生，网名任之堂主人，自幼随祖辈学医，后就读于湖北中医药大学。毕业后访名师、参道学，将中国古典哲学融入中医理论之中，用于治疗各种疑难杂症，颇有心得。后继续深入研究，参天人相应，悟得道门针法——阴阳九针。多年来扎根基层，创立任之堂中医门诊部，每天坐诊看病，边临床，边带徒，为培养更多的中医接班人而努力。

　　王德群　1951 年生，1982 年 1 月毕业于安徽中医学院（现安徽中医药大学）药学专业，并留校任教。具备中药学、药学、中医学、植物生态学及文言文等学科的知识结构，采用独特的视角和归真的方法探索本草，颇得一些感悟，愿意奉献给大家，为中医药的发展做出贡献。

　　当民间中医遇上神农传人，会有怎样精彩的对话呢？

　　微信公众号——"任之堂"平台分 5 辑发布了"当民间中医遇上神农传人"系列访谈实录，得到了读者的肯定和欢迎。为使"好东西大家一同分享"的精神传播下去，现以"任之堂学药记——当民间中医遇上神农传人"为题结集出版，以飨读者。

目录

第一辑 ◇ **夜谈丹砂、石钟乳**

一、丹砂.. 2

二、石钟乳.. 8

第二辑 ◇ **神农本草有六参**

一、参的分类... 14

二、"参"字的来历.. 17

三、人参的产地... 19

四、人参生熟有别... 23

五、人参的生产加工... 24

六、人参的家族... 25

七、丹参以丹为本色... 28

八、沙参与苦参... 31

九、玄参与紫参... 33

第三辑 ◇ **神农本草毒性探**

一、"是药三分毒"的理解................................... 38

二、毒乃生物防身术... 43

三、无毒本草被冤枉... 47

四、鲜时有毒干可除... 52

五、细辛屡次受人欺... 57

六、救救乌头与附子... 60

七、正确对待肝肾毒... 66

第四辑 ◈ 灵芝演变与发展

一、识别灵芝有误区 74

二、灵芝家族有多大 78

三、灵芝生长分阶段 84

四、灵芝为何被神化 87

五、六芝是否神农分 90

六、灵芝培植促发展 94

七、灵芝价值在哪里 94

八、回归自然是出路 95

第五辑 ◈ 神农本草药性探

一、劳动人民如何在生产实践中认识中药 98

二、中药是如何命名的 99

三、花升子降有道理吗 103

四、药性之味与五行是何关系 105

五、药物归经是怎么回事 108

六、十八反、十九畏有道理吗 111

七、"七类"药是怎么回事 113

八、《伤寒论》中桂枝为何要去皮 114

九、肉桂"引火归原"的说法有道理吗 115

十、矿物药是否需要先煎 116

十一、化石龙骨入药的道理在哪里 117

十二、葛根分为粉葛和柴葛是怎么回事 119

十三、天门冬与麦门冬的"门冬"两字如何理解 120

十四、麻黄为何能破癥瘕积聚 121

十五、生于相似环境，药性为什么相反 123

十六、鱼类何以有主湿痹、面目浮肿、下大水的作用 124

十七、远志名称如何来，为什么能安神 126

十八、为什么远志入药去心，山茱萸入药去核 127

十九、山茱萸为什么能补肝肾 128

二十、蒲公英为什么可治乳痈 129

二十一、同是树脂类，为什么功效差异却很大 130

二十二、能否应用酸碱平衡理论调节人体，治疗疾病 131

二十三、苦味入心，为何有补泻之不同 132

附图

第一辑

夜谈丹砂、石钟乳

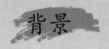

背景

　　2016 年 1 月 19 日晚，任之堂主人余浩与安徽中医药大学王德群教授相约，围绕丹砂和石钟乳，通过电话语音方式进行交流。

一、丹砂

余老师 王教授，夜半电话造访，没有耽误您吃饭吧！

王老师 已经吃完了，上次我们的约定，您想通过电话语音的方式来交流《神农本草经》？

余老师 是啊，是啊！

王老师 余老师，真是非常坦率啊！

余老师 我们电话谈好了以后呢，马上交给学生，很快就可以整理出来！这样交流的进展就可以更快、更有效。比如今天我们先谈两味药。下回你准备再讲什么药，都提前聊一下，我们双方好都有个准备。

王老师 （哈哈大笑）好！看来这次余老师又给我出难题喽！

余老师 （跟着笑）我们一起聊聊呗，先找找感觉。今天我们就先聊聊这个丹砂（图1-1；彩图见附图，下同）！

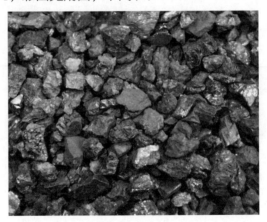

图1-1 丹砂

王老师 好啊！今天我们就聊聊丹砂（原称"沙"，为方便交流，本文改为"砂"）和石钟乳吧！

余老师 《神农本草经》上说："丹砂，味甘，微寒。主身体五脏百病。养精神，安魂魄，益气，明目，杀精魅邪恶鬼。久服通神明，不老。能化为汞。生山谷。"这味药我平时用过。丹砂也称朱砂，但有些内容我们在临床上无法体会，比如这个"主五脏百病"。那么从哪个角度可以阐明它调五脏百病呢？

王老师 首先呢，从临床的角度来谈一谈您应用过程中的一些体会，然后我从药学的方面谈一些自己的认识。

余老师 丹砂呢，临床上用来治疗心脏病，比如对心脏不好的患者，我们有一个朱砂安神片，治疗心血不足、心火亢盛，效果就很好；有些心悸的患者缓解得很快；还有对于躁狂症，它也能安魂魄。

王老师 是的，它能安魂魄。

余老师 我们对于躁狂症，有一个方子是用生石膏和朱砂。这两味药配在一起，按 15 : 1 的比例，磨成粉混合，喝下去之后，对躁狂症效果不错。有些患者，因为心火比较亢盛，神静不下来，吃完之后，他的神就可以清静下来。清静下来之后，再睡一觉就好了。而且这一晚都不会做噩梦，睡眠好了之后呢，他的肝肾之气就养起来了，眼睛视力要好一些，这就是明目啊！这些都好理解。但具体到五脏百病，我个人的理解呢，既然"主身体五脏百病"放在前面，就是说它可以使五脏的气各归其位，各归其位之后，身体就可以自动修复，因此它应该指向的是人体自身修复！我感觉书中所说"主身体五脏百病"是通过安魂魄体现出来的。我这样的理解，不知道对不对。您从您的角度来谈谈朱砂这味药。

王老师 好的，丹砂，是《神农本草经》中的称呼，现在称为朱砂。丹砂在《神农本草经》中的记载，除了前面讲的"味甘，微寒"，一直到"杀精魅邪恶鬼"都很好，后面的"久服通神明，不老。能化为汞"。在我整理的过程中，把这一段文字改成小号字，列于其后。

余老师 诶！对！这种处理，有明显的（增添痕迹）……

王老师 为什么要这样做呢？对于矿物药的研究啊，因为陶弘景是个道士。道家嘛！他很多时候就把这些长生啊、水银啊什么的，都把它夸大。实际上，神农的时候，他不可能炼丹。神农不是道家，也不是道士。所以呢，这些东西我认为是陶弘景在整理《神农本草经》时自己添加的，所以经过这样一处理呢，就显得很干净了。

余老师 嗯。

王老师 这是对原文方面的第一个理解。第二个呢，丹砂，现在称为朱砂，其主要成分为硫化汞，在《本草图经》上又称为"辰砂"，因为当时它出产在辰州，就是湖南，还有宜州、阶州，而辰州的最好。朱砂、丹砂中的"朱"和"丹"，从颜色上来看，都是红的意思。现在人们认为它里面含有硫化汞，有毒，而且毒性很大！**实际上呢，从古代应用到现在，一直认为它是微毒，或者是无毒。**就是在自然界中天然的丹砂也是没有毒的。

有大量的事实证明，它的毒性微弱，尤其是经过水飞的丹砂，使用起来效果更好！但如果是现在人工用二氧化硫和汞混合炼制，这样的东西就要杀人了！其实用100℃以上的水蒸气去蒸，它不会分解为汞那种剧毒的东西。所以这个药呢，古代认为，不经过火煅就是无毒的。这是它的毒性区别所在。

还有一种呢，现在称为"灵砂"，不知道您有没有注意过？

余老师 哦，灵砂，没有用过！

王老师 灵砂啊，实际上是现在人工合成的。虽然它也是味甘，性寒，但是现在有人做实验，也证实了它的毒性。**用小白鼠来做实验，得出它产生的毒性是致命的，7天以后小白鼠就会死亡。**

余老师 就是说，天然的是没有毒的，人工合成的是有毒的。那教授有没有观察过，人工合成的在临床上效果怎样？

王老师 有效果，但它是有毒的。就像我们以前谈过的一个问题，《神农本草经》中的药，是讲究"品"的，分为上、中、下三品，对人体都是有效的，并且无毒，或者有毒也是可以控制的。而这个人工合成的灵砂，它是无品的，无品的药，用了虽然有效，但是那个毒是不可控的，不可控就不能用！所以后人造的这些药，是害人的。

余老师 那您觉得，朱砂这个安魂魄的作用，是从哪个角度体现的呢？

王老师 首先，朱砂是个矿物，矿物多有重镇的作用；其次，朱砂又是红色的，从这个红的角度去联想，它是属阳性的，所以对于精魅啊、邪恶啊、鬼啊这些阴性的东西，具有镇摄作用。

余老师 嗯。

王老师 镇摄作用比较强，并且它又是天然的朱砂，用现在的话来讲，虽然里面含有汞，但它是硫化汞，是微毒或无毒的。

余老师 嗯。朱砂是红色的，那么它比较容易入心、入血分。

王老师 红色是阳性的，从可见光谱上讲，赤、橙、黄、绿、青、蓝、紫嘛。

余老师 丹砂的质地很重，它正好有个重镇作用，也就是向下镇的作用。

王老师 对，重镇作用是很强的。第一个是重镇向下；第二个是阳气旺盛。

阳气旺盛，正常了，就是身体养好了，五脏的百病自然就好了。它还有"益气"的作用。

余老师 嗯！它这里讲，重镇的，阳性的，然后安五脏，镇邪气。这让我想到了一件事情。你看我们农村里面讲，"卤水点豆腐，一物降一物"，就类似朱砂的重镇作用。它们都有将体内阴气向下压、向下贯的作用。它的浊气、阴邪，就像卤水点豆腐一样，一点之后，整个气就往下收，往下降。

王老师 对！还有那个小儿惊风，它算是个重症啊！

余老师 诶！对对。

王老师 朱砂就是这样。天然的丹砂适合药用，水飞后更安全，一旦变成了人工合成的，用现在的术语说，虽然它的成分里都含硫化汞，但却失去了安全性！

余老师 这里面有一个问题，朱砂它是红色的、重镇的。这个代赭石（图 1-2），也是红色的，也是重镇的。那么代赭石和朱砂，要怎么区分呢？您从您的角度看呢？

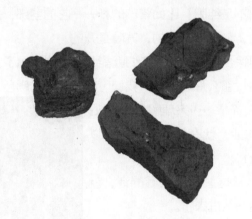

图 1-2　代赭石

王老师 这个代赭石，"赭"字呢，是"赤"字旁加个"者"字。实际上，它是带着一些紫色的，也就是说，它不是纯赤色的了。

余老师 嗯，不是纯赤色。

王老师 所以呢，你看这个光谱啊，它是赤、橙、黄、绿、青、蓝、紫七种颜色的，由阳向阴逐渐变化。紫是阴色，不是阳色。实际上，它已经不是那种阳性的东西了。"赤、朱、丹"这都主要指红色的。

余老师 哦！也就是说，红是阳色，紫是阴色。这个代赭石偏紫，因此它的药性是偏阴的；朱砂偏阳一些。

王老师 是的！

余老师 那么我们如果继续深入下去的话，紫苏（图1-3）它的颜色是紫的，但为什么它反而是一味偏阳性的、温性的药呢？

王老师 紫苏是紫色的，药性也是偏阳性的。但是你要注意，紫苏是草，而代赭石是石头啊！另外，它里面含有那个香气啊，香气是外散的。它不是单看一个方面，我们要综合地从各个方面来看。

余老师 就是说，我们要从多角度去看。**虽然紫苏也是紫色的，但它是芳香的，有挥发性的，有往上升的成分。**

王老师 它有挥发性，再一个是草，再一个又是用叶子。

余老师 嗯，对对对！

王老师 这样呢，它（紫苏）的那种阳，也不是一种纯阳。

余老师 它也不是纯阳。

王老师 诶！不是纯阳！比如紫苏的秆——它的茎部，是降的！

余老师 对对，紫苏秆是降的，苏叶是升的。

王老师 这样综合这些方面，我们就能看出一些问题了。

余老师 嗯嗯！那么丹砂的话，我们可以通过它的颜色，它的质地，它的矿物属性，它味甘、无毒……来理解它的功效。

王老师 甘的话，就有补的作用，所以能益气、养精神嘛！

余老师 嗯，从这些角度来看的话，就可以把它的功效给归纳进去了。

王老师 但是它这个微寒呢，要注意。微寒呢，它不生火。

余老师 它是阳，但不生火。属阳性的药物，药性为什么又偏凉呢？

王老师 是的，阳跟火不是一回事！注意，阳不是火，火也不是阳，这是两个概念。阳不等于热，这一点好像您讲过吧，或者其

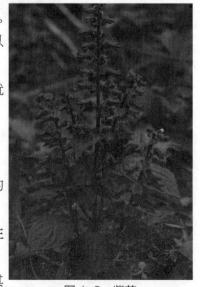

图1-3 紫苏

他人讲过。就比如在青藏高原上，那里太阳大，阳性很强，但还是很寒的！

余老师 对，在山顶上，在高处，"高处不胜寒"嘛！

王老师 诶！对对！所以丹砂的"味甘，微寒"，这个寒不等于阴。

余老师 嗯，对对！那么这个就可以深入讨论了。就是说，阳和热，寒和阴，不能归为一类。下一次我们就可以围绕这个话题深入讨论一下。

王老师 不止你们这样认为，当年教我中医的边正方先生，也是这样认为的！以往有很多老中医就把阳等同于热，阴等同于寒，这样一代传一代，错得一塌糊涂，不知道贻误了多少人！

余老师 嗯，那肯定的啊，这就是个大问题啊！

王老师 现在再简单地说一下灵砂和丹砂的关系。

余老师 好！

王老师 刚才我们说过，丹砂叫辰砂，也叫朱砂。还有人工制造的，分两类，一类是灵砂，一类是丹砂。这两个从成分上讲，都含硫化汞。但灵砂是淡红色的，有毒；而丹砂呢，是鲜红的，毒性很小。为什么会有这样的差别呢？因为丹砂的红是在自然状态下形成的，是慢慢变红的，红的比较缓和，持续时间比较长，硫黄和汞化合的比较彻底，所以毒性小。而灵砂是火煅的，大火煅烧形成的鲜红色，化合得不太彻底，再加上它有汞矿在里面，毒性非常大，所以不能够作为内服药使用。

余老师 嗯，您讲得很好，这几点关于丹砂的知识我还是第一次听到。

王老师 丹砂这味药，陶弘景对它的描述是"久服通神明，不老。能化为汞"。此句非神农所言，应另注说明。因为对于一个健康无病的人，一直久服丹砂也不一定好。

余老师 嗯，是的。久服还会导致身体出现很多问题，比如朱砂的用量大，会导致患者有很强的胃部下坠感。

王老师 所以量要把握好！

余老师 对！

王老师 丹砂是一味良药，但安全服用至关重要。朱砂用于内服，必须选用优质的自然产品，千万不能用人工合成的灵砂！两者虽然主要化学成分都是硫化汞，但毒性相差悬殊，一定要记牢。再者，天然朱砂要经过水飞加工，以去除游离汞及可溶于水的汞，以确保服用安全。另外，还要严格把握服药剂量。

二、石钟乳

余老师 好！可以，非常好！那下面就说说石钟乳吧！

王老师 嗯。石钟乳。

余老师 钟乳石，味甘，性温，刚才讲的丹砂味甘，微寒，偏凉。一个寒凉，一个性温。它"**通百节，利九窍，下乳汁**"。这个药，我临床用它有几个方面，一个是"通百节"，有些患者关节疼痛，有风湿病，甚至有些患者的关节已经僵直了，动不了了。我曾经给一位患者用钟乳石，他晚上睡觉时听到"咯嘣"一声，关节就通了，可以活动了。对于关节活动不利的患者，我经常用到钟乳石来"通百节"。另外，它"下乳汁"的功效也有运用，比如产妇乳汁难下，也可以用这味药。我也是用过的。至于其他，咳逆上气、明目、益精、安五脏，这几方面我们都用得少。

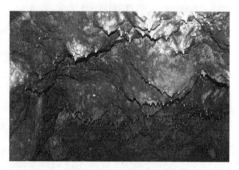

图 1-4　石钟乳

王老师 嗯，用得少。

余老师 对这味药的理解，因为它是溶洞里的含碳酸钙的水往下滴形成的。我感觉它有个水往下的气机，因此它有往下降的作用。所以利九窍啊、下乳汁啊，很好理解。但是这个"安五脏，通百节"却不好理解。它为什么能"安五脏，通百节"呢？想不通。

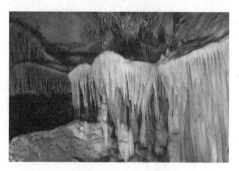

图 1-5　孔公孽

王老师 那我来说一说吧！这个药呢，实际上现代理解全错了。

《神农本草经》中有三味药都跟这个钟乳石有关。一味药是石钟乳，一味药是孔公孽，一味是殷孽（图1-4、图1-5、图1-6）。这三

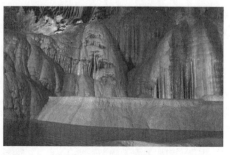

图 1-6　殷孽

味药中，您注意一下石钟乳这三个字是怎么排的。第一个字说石头；第二个字是钟，是说这石头像钟一样；第三个字是乳，是说从这个像钟一样的石头上滴下来的水叫乳。现代人把它倒过来了，说成钟乳石。钟乳石就是一个石头，呈固态；而石钟乳是水，呈液态！

余老师　嗯，对对对！

王老师　《神农本草经》上有液态类药，石钟乳就是其中非常典型的。药用的是水，千万不要搞成石头。

余老师　哎呀，犯错了啊！**我用"石钟乳"这味药时，用的都是石头啊！**

王老师　嗯，这回我讲了您就知道了。这个石钟乳水是碳酸钙的水溶液，是从石灰岩的裂隙中滴下来的。如果要成为钟乳石，就是它滴下来的这个溶液，水分蒸发了，固化变硬了的东西，也就是碳酸钙，是死的，不流动的。而石钟乳水是流动的，是活的。它一直往下流，往下渗，主要作用就是降。所以它"主咳逆上气……安五脏，通百节，利九窍，下乳汁"，都是因为往下降。所谓明目，就是眼睛里一些向上的东西把视觉盖住了。石钟乳水可以把这些东西往下降，所以能"明目"。

余老师　钙，本身就主肾主骨。

王老师　是的。人体需要这种乳，就是因为它里面含钙，而人体需要钙。现在不是经常有人要补钙吗？人体靠骨骼支撑，骨头里含有很多钙。

余老师　这个我们过去的临床理解是个大问题啊！

王老师　是的，是个大问题，可不是个小问题。

余老师　嗯，今天这一讲啊，纠正了个大错误。

王老师　我再跟您往下讲您就明白了，石钟乳就是这样一个情况。

还有孔公孽和殷孽这两味药，现代的理解也不太正确。你看它们的功效就更不一样了。孔就是空，指有空的通道。李时珍对它的解释比较好——"孔公"就像树上的那些枝枝丫丫一样。

《神农本草经》上对它的描述是"味辛温"，和石钟乳不太一样。石钟乳性味甘温，甘是养人的。孔公孽是辛温的，主治**"伤食不化，邪结气，恶疮，疝瘘，痔"**。因为它辛，所以"明目，咳逆上气，安五脏，通百节，利九窍，下乳汁"这些功能都没了。这个**孔公孽就是钟乳石**。

余老师　哦，孔公孽就是钟乳石！

王老师　诶！是的。现在人们所认识的钟乳石就是孔公孽。不过，还必须是中间空的钟乳石。

余老师　要中空的呀，但钟乳石一般都是实心的，空心的少。

王老师　还是有的，溶洞里很多是有孔的。

余老师　刚才教授说，还有一味叫殷孽。

王老师　就是长得像树根的钟乳石。所以它和孔公孽一样，味辛温，主烂伤瘀血、泄利寒热、鼠瘘、癥瘕结气。这个呢，就偏向表面的、烂的地方。

余老师　哦，也就是**溶洞中下面盛接石钟乳水的小窝窝、小凹槽，就是殷孽**。

王老师　是的。石钟乳的甘具有补的作用，而孔公孽和殷孽主要是解结气，因为它本身是固态的。孔公孽上的水是往下降的。

余老师　殷孽中的水是四散的，它能够治癥瘕结气，把它散开。所以它主烂伤瘀血，泄利寒热，鼠瘘。这个太好了。

王老师　嗯，这样连在一起讲三味药就全部通了。

余老师　这三味药就像天、地、人。听王教授这样一讲，收获很大！

王老师　呵呵，收获很大是吧！这个我也思考了很长时间。

余老师　还有一个，丹砂和石钟乳一个是红的，一个是白的，能否从颜色上分析一下呢？

王老师　颜色分析很简单，石钟乳是白的，与肺相关，所以它主咳逆上气。石钟乳是上品药，它最主要的就是治咳逆上气。要注意《神农本草经》上对它的描述是"主咳逆上气"，这是石钟乳的主功效，后面的可以明目、可以安五脏、可以通百结、可以利九窍、可以下乳汁，都是附带的功效。主次是必须分清的。就好比您是一位医生，治病救人就是最主要的能力，那么其他您还能干什么都不是主要的能力，而是次要的。

余老师　嗯，白色入肺，肺气一降，金能生水，就能补肾水。肾水一补呢，就能益精，就能明目。

王老师　哈哈……很好。不过要注意，我们尽量回避，不谈五行。用五行增加一套词汇，理解上也会发生偏差，不如直截了当去理解药性好。我们直接谈五脏，不谈五行。

余老师　这里面还有个问题，就是乳汁的来源。水谷之精，经过脾胃的炼化以后，脾再往上输送的时候，就产生乳汁。这个乳汁是往上送的，但为什么用石钟乳把它往下降？

王老师 它也不全是经脾胃往上送啊，送到乳房之后不是还要往下滴吗？它最后滴下来的状态你能看到，而石钟乳在自然界升华的状态你看不到啊！

余老师 哦，也就是说，钟乳石上的石钟乳也是下面的水升华以后凝结了，我们才看到的。

王老师 诶，对了！水是在土里的。

余老师 是啊！我们老家有个山洞，每年夏天，地里的潮气、湿气往上蒸，就会有很多石钟乳啊。

王老师 有人用这个蒸发、凝结后的水洗眼睛，就能明目了！

余老师 嗯，我想起来了，比如武当山那边，就用后山洞里的这种水，让游客洗眼睛，说能够治疗眼疾，就是《神农本草经》上说的明目啊。

王老师 就是这个水！

余老师 当时我没弄明白，现在恍然大悟！

王老师 嗯，是的。实际上我们家乡用的就是石钟乳水啊！就用石灰岩山体溶洞里滴下来的那个水洗眼睛。我们老家有这种习惯。

余老师 那这样说，直接接正在往下滴的石钟乳水，要比已经落地后再去取的要好，因为落地的就已经接了地气，药性已经变化了！

王老师 诶，对！

余老师 那么，现在我们又把佛家、道家用这个水来洗眼睛的问题解释清楚了。

王老师 嗯，是的！我们家乡有很多人会用……今天收获很大吧！

余老师 嗯，是的，收获很大！

王老师 那您再出个题目吧，下一次我们来谈。

余老师 好，下一次我们就来谈谈朴硝和滑石。

王老师 嗯，这些矿物药目前我思考得还不是很透彻，不过查资料考证应该也不是问题。那就下一次分解吧！

余老师 好！

第二辑

神农本草有六参

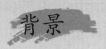背 景

2016年2月1日（乙未年腊月廿三下午3：00～5：40）任之堂主人余浩与安徽中医药大学王德群教授相约，采用微信视频和语音的方式，一道探讨参类常用本草的疗效特点。

一、参的分类

王老师 好，我先说说。我们上次谈的是两味矿物药，其实自然界当中作为药用的还是植物药为多，所以这几天我准备了一下，想谈一谈参类本草。

参类药有很多种，它是本草当中最常用的。为什么讲"本草"呢？实际上"中药"这两个字是西药进来之后才叫的，而以前所有的中药都叫"本草"，所有的文献都叫"××本草"，如从《神农本草经》开始，一直到现代的《中华本草》，整体的都叫"本草"。所以，**本草就是中药，中药就是本草。中药本于草，生命本于草。我用本草来说明中药。**

今天，我们的话题就从参类药开始谈起。因为参类药的品种比较多，也是大家容易混淆的一类品种。我想问一个问题，常用本草中参类药一共有多少？你说出来，我听听。

余老师 人参、党参、沙参、丹参、苦参、太子参、西洋参、玄参，就这些了吧。

王老师 我们把这些常用本草的参类再排排类。实际上，常用本草的参类是《神农本草经》定下来的。

第一个是人参。人参，主补五脏。人参是一个总的主补五脏。下面呢，用于肺，有沙参；用于心，有丹参；用于胃，有苦参；用于肝，有紫参；用于肾，有玄参，一共六种（图2-1～图2-6）。

《神农本草经》有六参。六参中主要的是人参，刚才你讲的还有几种我没说，《神农本草经》当中是六参。人参后来因为资源紧缺，增加了党参来替代它。党参之后，在东部又出现了明党参。在西部四川，又发现了川明参。由此出现了从人参→党参→明党参→川明参这个演化过程。

人参中小的，在清代称为太子参。太子，一位皇帝只有一个太子，但后来把当时叫孩儿参的这种植物，作为太子参入药。孩儿变太子，狸猫换太子，身价百倍地提升。

太子参实际上是小人参，小的人参，而不是目前应用的石竹科植物异叶假繁缕，又叫孩儿参的植物。孩儿全国有的是，而太子只有一个，这就是太子参。

余老师 我插一句啊，真正的太子参不是孩儿参。那我们市面上销售的太子参，还不是正宗的太子参？

王老师 现在的太子参实际上没有太大的滋补作用，因为我们用的是那个小块根。孩儿参的小块根几个月就长成了，第一年秋天栽下去，到第二年的5、6月份就长成了。不把它收获上来，在地里就烂掉了。现在栽培的太子参是这样的，如果储存起来，第二年就发苗了。第二年不是在上面继续长，而是作为一个繁殖体。而人参的药用部位一直可以保持下去，它是多年的累积。太子参只是几个月的累积，哪能和人参相比。太子参的价格有时被炒得那么高，实际上是名不副实的。

王老师 还有一个沙参，它原来就叫沙参，没有第二个。后来冒出来一个北沙参，把原来的沙参叫作南沙参。

余老师 《神农本草经》记载的沙参，应该是南沙参，对不对？

王老师 对。北沙参是明代冒出来的。沙参是《神农本草经》命名出来的。《神农本草经》的每一个药名，大家注意，是教你怎么把它认准。要认准的不是药材，不是饮片，而是要识别它原来的基原植物。

沙，就有特殊的意蕴，不是生态的"沙"。后来用的沙参是长在沿海的沙滩上，从北部一直长到南部，主要长在沿海沙地里的叫沙参。这指的是生态。

真正的沙参，它是讲植物的形态，尤其是它的根，又深又长，质地松泡如沙堆。这种形态又与人的肺相似，蓬松似肺。所以，这才是真正的沙参。而不是后来那个紧实的、长在沙地里的北沙参。两个药有几个方面不一样：现

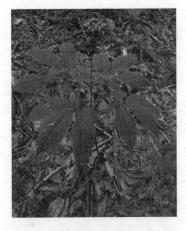

图2-1 人参

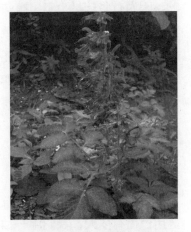

图2-2 丹参

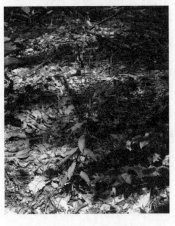

图2-3 沙参

在称为南沙参的是桔梗科植物，**而桔梗科植物里面有乳汁，这种乳汁是植物体内运转最快的营养物质**。而那个伞形科的北沙参，它有一种气味。我们吃的很多蔬菜，像芹菜、芫荽（就是香菜）都是伞形科的。伞形科的植物往往有挥发性。这两类不太一样。

两类沙参，追根溯源，沙参就是南沙参，不包括北沙参，而北沙参是后来增添出来的药材。

参类本草就是在六参的基础上演化出来的，因为有些药材少了，有些药材又出现了其他品种，不断增加，才导致了后来的参类越来越多。还有些土人参，还有一些其他替代品，冒充的就更多了。这是第一个问题——常用参类本草一共有多少。您再看看还有什么问题需要问的？

余老师 那北沙参有没有药用价值？价值有多大？

王老师 好，关于它有没有药用价值，药用价值有多大，我们用一种思维来理解。是草，都有用处。但是，忘了在哪本书上我曾看到这样一句话，很有启发："世界上到处都长草，而草变成'本草'，就变成中药。"这是因为，我们中国有神农尝百草，才有"本草"，而外国就缺少神农，所以它没有"本草"。要是我们都拥有神农的智慧，世界上就到处都有本草。

每一个植物都会有功效，功效有大小和不同，有突出和不典型。所以，我们用药，往往要选用那个最有效的，而不是像食物，

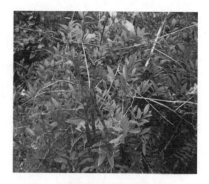

图 2-4　苦参

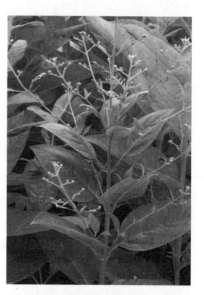

图 2-5　玄参

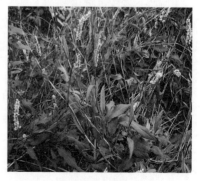

图 2-6　紫参

能填饱肚子就行了。这是两个概念。用药就一定要有效，吃东西有时候吃粗粮反而好，药就不一样了。

药越来越多，到了明代的《本草纲目》就有1800多种；再到现在的《中华本草》有8980种。现在的中药资源普查就有一万多种，无限地增加，要是把世界各地的药材都算进来，三五万种也不成问题，但这些都不是常用本草。而常用本草的数目现在有三四百种，所以《神农本草经》定的365种是非常有道理的。

余老师 有一个问题，您说小人参是太子参，这个观点我们可以接受，但是现在教材上太子参的功效与小人参的功效是不是一致的？

王老师 现在的"孩儿参"，我们还是用"孩儿参"比较好吧，它力量肯定弱。清代出现了太子参，本来是想用于小儿稚幼之体。小人参作用缓和一些，因为它毕竟在植物体上储存的时间比较短，积累的成分比较少，这是其一。第二，它生长时间短，又与小孩子幼稚发育阶段相吻合。这是两个对应。所以用小人参，细小的人参。

现在的孩儿参实际上是石竹科植物，一年就长成，长成以后再发育，不断地循环。实际上就长了几个月的时间，它的功效的积累差多了。现在，孩儿参在加工的过程中，实际上已经熟化了，经过蒸煮，熟了以后再晒干，实际上像食物一样，带一点补性。有的人用孩儿参治疗小儿夏季发热，有效果。其他的只是一种辅助本草，没有太大或独特的功效。

余老师 好，明白了。

二、"参"字的来历

王老师 第二个问题，我们谈一谈"参"字的来源。为什么在《神农本草经》中一下出来六个参，而后来并未增加什么参？增加的从根源上讲就是这六个参。那么"参"到底有什么含义？

为什么叫"参"？从临床经验或者文化上考虑为什么叫作"参"？

余老师 还真没有深入思考过这个问题。

王老师 实际上，"参"这个字也困惑了人们几千年。《神农本草经》有几千年，就困惑了几千年的人，谁也说不清"参"的含义。实际上，我也是

2015 年 10 月才搞清楚。

《神农本草经》命名"参"，有一个非常深刻的含义。它是根据天文学来命名的！那个时代天文学很发达，因为古代就有黄历，黄历是根据天文现象推算的，一年有多少天。天上的星宿人们普遍比较清楚。

大概在五六千年还是七八千年前，河南濮阳西水坡的一个古墓里面，有用贝壳排成的天上星宿：东边青龙，西边白虎。西边白虎星座当中有个"参"宿。东边青龙星座当中有个"商"宿。西边有个"参"，而东边有个"商"。

杜甫有句诗"**人生不相见，动如'参'与'商'**"。在古代，人们对天上的星座都比较熟悉，如果两个人始终见不了面，就比喻像参星与商星一样，因为它们一个在东边，一个在西边。这个星升上去了，那个星落下去了；那个星升上去，这个星又落下去，它们永远在天穹见不了面。

王老师　为什么当时我能把它们联系起来呢？因为在考证人参名称时，我费了很大的心思，想来想去不明白，偶尔发现"参"好像是天上的星宿。但是再查查，再看看，仍不明白为什么要叫"参"，而不叫其他的名字。这个问题后来就搁置了。

我在考证商陆名称时，一开始"商"字就放过去了。"商"，大家都知道，有商业、商贸、商量之类的含义，所以"商"还不简单吗？就这样过去了。但是，为什么叫"商陆"后来我查了《古汉语字典》，发现"商"也是一个星宿。

突然我就悟到了，这两味药——人参和商陆是不能在一个方子里见面的。一个主补五脏，一个逐水。这两味药放在一个方子里，肯定不协调。

参、商，我一下想起来了。"**参**"代表有补性的药，它是一类补药；而"**商**"是一类泻药。所以两药在方子里面永远见不了面。这样对"参"字的原义理解了，就知道"参"字的来源了。那么商陆也就确定了，"陆"代表地表有一个高的土包，类比植物体则是指比较高大者。商陆的苗在整个草本植物当中是比较高大的，这就是商陆的由来。

余老师　我提一个自己的疑惑啊。"参星"是在西方，"商星"是在东方。我们讲东方主生发，西方主肃杀。那人参是补益的，是不是与西方的肃杀之气不符合？

王老师　《神农本草经》中的六个参，不知道你注意到它的药性没有？这六个参——人参、丹参、苦参、沙参、玄参、紫参，全部都是寒和微寒的，没有一味是温的。后来人参被称为微温，但《神农本草经》上始终没有说它微温，全是寒的和微寒的。

西方白虎正是一种凉气。这两天我也在注意余老师著的书，但是我还没有坐下来好好地拜读。关于人体的气机升降问题，我联系到药物，也在考虑这个问题。

药物如果用气机升降来解释，它会出现一个什么问题呢？实际上，把一个植物体或一部分拿来尝，我们尝过、了解它的性质以后，把它对应于人，用来调节人体，这就是本草。但是每一味本草的特性都不一样，所以人们一直在探索。每一味本草它到底有何特性？到底有何疗效？到底主要功能在什么地方？

实际上，大家只要仔细观察就会发现，几乎《神农本草经》中的每一味药，神农都为我们点明了它最主要的特色，也就是最开始那句"主什么"。而第二句，每一味本草的功能绝对不止一个，它本身就是一个完整体，既有升，也有降，既有补，也有泻，就是看哪方面多，哪方面少。就像我们人一样，虽然每个人的作用不一样、特点不一样，或许某方面不是他的特长，但同样有那个能力，只是小一点而已。

每一味本草，生于西方的，除了降以外，同样有升；生于东方的，除了升以外，同样有降，只是谁主谁次而已，这是我的理解。

余老师 您的观点我非常赞赏。我的理解是，**有些药是先降后升，有些是先升后降。它不可能单纯地升或者降，不然就没办法自成体系，就活不了了。**

三、人参的产地

王老师 下面我们再谈一下，人参到底产在什么地方，以及它后来的变化。人参，在古书上记载，尤其到了宋代，出现了上党人参。上党在山西，后来有很多人认为，上党现在不产人参，只产党参。所以有一部分人认为，党参就是原来的人参，古代的人参就是党参。有一批人是这样认识的，并一直延续到现在。当时包括山西的李可，以及李可的大弟子郭博信，也认为山西的党参效果很好。

我曾经看了郭博信的书《中医是无形的科学》，我也信了。山西的党参那么好，他用了党参之后70岁不用戴老花镜。我现在六十几岁了，老花镜要戴了。所以呢，他认为党参非常好。他在山西也有那个条件，就用野生的党参治病，包括给他女儿吃，他们自己用。李可也喜欢用山西产的党参。

王老师 实际上，山西的党参是不错，但古代的人参是不是山西的党参？当时我在考证的时候，基本上认可了郭博信的观点——人参在古代可能就是山西的党参。我另外一个朋友听我这样说，反驳我，反驳得很厉害，他说："根本不是。"这个人是谁呢？云南的王汝俊先生。因为他一生考证了人参属的不少本草，很有体会。

王汝俊先生认为，现在山西没有人参，不代表古代没有。而人参，现在发现在东北，但是古代用的人参并不是产于东北，而是产于向东北延伸的这样一个环境当中。中国的地理环境优势在于有一个植物的避难所。一旦天气暖和了，雨量增加了，冰雪融化了，海平面涨起来了，很多东部沿海地区都被淹没了，这些植物就往后退，退到青藏高原去；一旦温度降低了，雪凝固了，海平面往下落了，平原出来了，植物再往东部跑。整个地球表面的气温不断在变化，从历史的很长时间来看，这种变化很明显。

我们知道河南的简称是什么？是豫，就是我拉着象。所以，河南早期是有象的，"象"象征着热带地区。在河南河道的下面，挖到过象牙。

安徽淮河，有个古人类的遗址，7000多年了。当时我去考察，那个地方有好多贝类的化石，太多了，我捡了一堆回来。这些贝壳我不认识，就问考古的那位先生，中国科学技术大学的。他告诉我，这些贝类现在都往南移了，浙江很多，安徽已经没有了。就是说，安徽现在的气温在降低，而7000多年以前，安徽的气温就很适合南方的贝类生活。

山西原来的气温可能很湿润，非常适合人参生长，所以那个时候是有人参的。《本草图经》上面画的人参就是源自那里，这是其一。另外，人参的家族大，兄弟姐妹很多，产地也多，除了东北以外，还包括秦岭、大巴山、青藏高原的边缘，一直到云南、四川、西藏，以及向东到安徽、浙江、湖北这一带，甚至日本。所以，它的兄弟姐妹很多，家族很大。当时，人参也不一定限指东北的人参，可能还有其他兄弟姐妹。

有一次，我在北京开会，看到云南中药资源调查所展示的三七标本。哎呀！这哪是三七啊？这不是人参嘛？三七的根不是很短嘛，那个三七从旁边长出来的根很长，就像人参一样。实际上，这些形态都是在不同的生态环境下形成的特有形态。后来我就改过来了，认为人参就是现在我们讲的人参，而党参是后来出现的。

王老师 党参作为一个后起之秀，首先是资源比较充足，其次是栽培比较容易，所以很早就栽培成功了，并且产量很大。还有，党参的种类特别多，《中华本草》里面，它的正种，可以作为药用的就有五六种；还有很多地区用药，又有十几种，加起来有二十多种，都可以作为党参用。

党参的资源量很大，要不是太大的用量，是不需要栽培的。前几年，我到甘肃去考察大黄、当归，沿途看到山上栽党参的地方非常多，一片一片的。我们讲的人参产在何处，现在主要在东北了。

余老师 刚才您谈到党参的人工种植很方便，那么党参人工种植的和野生的差别大不大呢？

王老师 山西的郭先生就是用野党参。栽培有个什么问题呢？人往往为了增加产量，就要施肥。还有大量栽培之后，容易产生病虫害，那就要打农药。这个就是对质量最大的影响。你不能要求种药的人赔本为您干活，这他不干。这是一个问题！所以，栽培只能尽量仿野生种植，提高质量。

王老师 党参不是六个正参，它是旁参，是后来增加的。我们主要想谈正参。

下面我们谈谈人参、党参、明党参、川明参的区别，即人参向党参，再向明党参、川明参这一条转变的路。这都是人参紧缺之后出现的代用品。

它叫党参，好在什么地方呢？它直接用自己的名字，而不是像刚才的太子参是冒名顶替，狸猫换太子，那是弄虚作假。党参就叫党参，不叫人参，是正大光明做事。党参的滋补效果缓和一些，价格便宜一点，在一些不是大病、重病的时候，就用党参。还有，党参对脾胃的调节作用比较好。

王老师 人参、党参、明党参、川明参，这四个药都有一个很大的特点。

有一次，有个专家，在北京密云区山洼里的谷地，准备把全国甚至世界上所有人参属植物都移到那里栽，搞一个种质资源库。包括人参、三七和西洋参等全部搞去栽，并且他已栽了很多了，有大棚、荫棚等一些设备，设备很精良。当时，他就问我："我这种做法好不好，你能不能给我提提建议？"我就说："你这个肯定要失败。"

他说："为什么？"

我说："你可以人工升温，但你没办法降温。在这个山洼里，到了夏天，气温一下升高起来，你怎么降温啊？"

人参到了 28.7℃，是能忍受的最高气温。像你们十堰，昨天下大雪了，你们堆雪人了吗？但人参可以耐 –40℃的低温，它不怕冷，怕热，所以它跑到东北山上去长。

党参也是一样的，再往东部就长不了了。曾经我也栽过党参，苗发出来了，一过夏，死光了。夏天高温一来，它活不下去。所以，在甘肃，两三千米的高山上，它就长得很好，因为夏天气温低。要是到低海拔地区就不行，夏天都过不了，党参也是怕热。但这两个呢，一个躲到山上去，躲到高海拔地区；一个躲到东北去，这样一年长好几个月，满足它的生长需要。

明党参就不是这样，它也怕高温，但它采取的方法又是一类。党参、人参，冬天太冷了，它休眠，冬天睡觉。而明党参，冬天不休眠。它 2 月份就出土了，到大麦黄的时候就枯。匆匆忙忙在这一段时间生长，长好以后就可以收获了。到了夏天，它就安安稳稳地睡觉，休眠了。这类植物我给它取了一个名称，叫"夏眠植物"。一般植物是夏天旺盛生长，但是明党参不是。而明党参的分布区域，不在南，也不在北，而在中间，顺着长江往下来。你们（十堰）靠近长江上游一点，顺着长江下来沿岸的两处——长江中下游一带的两岸，是明党参的分布地区。

夏天休眠，春天生长，春天有足够的时间生长。明党参除了这个特点以外，还有个特点，就是采集它的时候特别艰苦。小的时候，我在家里，也靠它增加收入。每天早上，我吃上两碗饭，就去挖明党参，要带两个工具：一个大镐头，很长的尖镐头，专门搬石头的；还有个药铲，不是宽口的，是窄口的，有个锹把，能挖深坑的土。遇到石头，两把工具都要用，一道把石头撬起来。为什么需要这样呢？因为明党参的根，往下坠，而且坠得很深，有时候能达到 1 米，甚至 1 米多深。所以采明党参的时候，必须老老实实给它磕头。你跪在那里采啊，这不是磕头吗？这样才能把它采上来。所以明党参有个功效，引气下行，这个是很特殊的功效。**"性善下降，伸肺治节，清肃下行，凡有升无降之证，每见奇效"**（《本草从新》）。这就是明党参具有的特点。

明党参在安徽、浙江、江苏一带比较多，湖北靠近大别山一带不知道有没有。大概就这种情况，再往西去就不见了，主要分布在上述这些地方。川明参跟它很接近，也是夏眠植物，到了 5 月份开花，开过花就休眠了。

这是人参、党参、明党参、川明参的相似性和区别点。后几个都是代替人参而出现的。

四、人参生熟有别

王老师 明党参也好，人参也好，有个现象，我说出来，你们也思考思考。余老师，上次与您约定了以后，我一直在准备这个话题，最大的一个收获呢，是发现了一个问题：药的生与熟，功效不同！

陈修园讲过这样的话：《本草纲目》上讲，人参生的和熟的功效不同，熟的是温的，生的是凉的。药最后煎出来不都是煮熟了嘛，怎么会一个凉的，一个温的呢？他就说李时珍的《本草纲目》讲错了。你们说李时珍的《本草纲目》讲错了没有？

余老师 没讲错。人参，把它制成红参，通过蒸之后，药性就变温了。还有很多药材通过在锅里炒，它的药性就变了。

比如，种子火炒之后，药性变化了，就没有了升发之气。通俗讲，种子一炒，就不能发芽，没有升发之气。升发之气通过火一炒就没有了，没炒，就有升发之气。比如生麦芽可以升，炒麦芽就升不了。

王老师 我在整理资料的过程中，思考后发现确确实实不一样，这是有道理的，非常有道理的。现在中医在应用的时候，大家都会有很多经验，但是理到底在什么地方？

像地黄，生地黄、熟地黄、干地黄，历来就不一样，历来把它分为三个药，这个你从化学成分上说不过去啊。同样是鲜地黄、生地黄和熟地黄，实际上，加工方法、炮制方法同中药的功效是密切相关的。我们讲参类，许多时候都涉及这个问题。

刚刚我们讲人参没讲到加工方法。红参实际上就是人参的熟化品。生的和熟的，功效不一样，很多药都是这样的。人参、三七，包括珠子参，生的和熟的也不一样。明党参，生的叫粉沙参，熟的叫明党参。明党参是加工过程中，为了好看，把它放在锅里一煮，内外都透了，把皮剥了，晒干，晒干以后，淀粉糊化，质地比较坚硬，存放的时候虫吃不动它。而新鲜的明党参直接晒干，虫蛀得很厉害，不便于贮藏。但两个药功效不一样。

余老师 还想要请教一个问题：党参，采收的时间不同，晒干后的形态不一样，有的时候质地是很充实的，有的跟沙参一样是蓬松的，这是为什么呢？

王老师 有两个问题：第一，不同的种类可能不一样，但这个不是关键。党参来源很多，有素花党参，还有其他很多党参。在不同的产区有不同的种类，有的比较好，有的比较差，质量有差异。第二，关键是采摘季节。如果是在生长季节采的，假如野生的，看到就采了，不一定等到它积累完成了再采。这样采了以后实际上是比较松泡的，采集时间不对。而栽培的呢，等到叶子枯了再采，这个就比较充实了。

余老师 那这两个药效差别大不大？

王老师 哪会大，这个是质量问题啦。

五、人参的生产加工

王老师 往下谈一个简单的问题：人参如何生产？

第一，人参的产区。我们可以这样去理解，西洋参也属于人参。在我们地球上，隔着太平洋，东边是人参的分布区；西边在美国和加拿大的交界——五大湖地区，是西洋参的分布区。两者在本质上没有太大区别。

西洋参开发比较迟，野生的和半野生的西洋参比较多；在栽培的过程中，也偏向于按原来的习性来栽培。不像人参，偏向于用一种增肥、增大的方法来增加它的产量。人工参与得太多，所以质量有差异。西洋参由于保留了原来的自然生长习性，所以其药性也平和一些，质量上似乎比人参要好一点。

人参，从产区上讲，主要在东北，吉林产的较好。这是从我们中国讲，往国外去，朝鲜半岛，朝鲜和韩国都有，这些地方产的往往被称为高丽参。日本也栽，称为东洋参。俄罗斯远东地区也产，好像他们没有专门栽培。所以栽培的主要是在韩国和朝鲜一带。这是人参的范围。西洋参在北美洲，这是它的整个产区。

王老师 人参的生产，一开始靠野生，越来越少。人参生长缓慢，很多年只生长一点，又被人采掉了，后来就栽培了，称为"园参"。一开始育苗，栽培4～5年就收获。因为药材缺乏，想办法增加产量、增加资源，就栽了很多。这样的人参长得比较快，叫园参。人参的产量上来了，价格就下去了，吃人参就跟吃大萝卜一样了。大家认识到只图产量不讲质量也没有出路了。后来又回归到原来的状态，在林下种植，叫"林下参"，采用半放养的状态栽培。这样人参的质量也在逐步提高，收益上也在发生比较大的变化。这就是人参的一个生产过程。

王老师 人参的加工过程，主要是三种加工方法。现在最常见的加工方法是"生晒参"，直接把它晒干，刮去皮以后，直接晒干。这种生晒参质量应该是比较好的，保持了原汁原味。一种是红参，是经过蒸、烤，熟化了，变红了，所以叫"红参"。再一个就是"糖参"，煮、炸之后，再经过排针，经过浸糖，再经过烤晒。这种以前做得多，现在基本不用了。

人参加工方法主要有这三种，生晒参为主体，现在用的也应该是以生晒参、白干参为主。这是从人参的生产方面，我们简单聊这么一点。

六、人参的家族

余老师 我们再继续吧。

王老师 好的，我们来谈谈人参的家族。人参不是一个独生子女，它是有兄弟姐妹的。老大是人参。第二个西洋参，移居海外了，是什么时候呢？搞不清楚。因为，北美甚至南美有很多土著人，实际上是中国古代移居过去的。印第安人，是中国殷代移居过去的。至于西洋参是当时带过去的，还是本来就有的，就无从考证了。这是西洋参。

王老师 另外一个三七，一下跳到南边去了。三七与人参有个特点不一样。北方的偏于补；南方的偏于破，活血、化瘀、解毒、止痛。南方的三七从形态上、环境上，与人参有区别。

三七对温度的要求：温差不能太大，最高温度不超过30℃，最低不能低于5～10℃。在这种温度下，三七才能生长。所以它必须在云南、广西一带生活，其他地方生活不了。栽三七就很困难，只能在那一带栽，它需要的温差比较小。

任何一味药，它的特性都是为了适应环境造就的。"生态是本草之魂"。本草是为自己活着，自己对生态环境适应，然后产生的能力，就是我们所需要的调节人体的东西。

人参可耐受的最高温度是28.7℃，最低-40℃都冻不死。它耐寒，三七不耐寒，两个都不耐热。这就是两个植物一选南，一选北的原因。这个特色，导致它们的功效不一样。虽然现在化学成分研究显示它们之间是接近的，但它们的功效不一样，但也有相似的地方。

王老师 在三七和人参之间，有一批植物，如果用最简单的替代来讲呢，西部出现的珠子参，根状茎很细，有一个一个珠子一样的东西，像算盘珠一样。珠子参的来源有两种：一种是羽叶三七，叶羽状分裂的；还有一种是大叶三七。另外，还有一类是竹节参，又叫竹节三七，节比较均匀，不是串珠状的，在西南山上分布较多，在云南一带多，另外向东，经过湖北、安徽、浙江一带都有，甚至一直到中国台湾、日本都有。

人参属植物在安徽大别山区和皖南山区就不一样。皖南山区是竹节参；大别山区有竹节参，也有珠子参。实际上是同一个种，只是长的形态不一样，有的同一植株，地下部分一段是连珠状，一段却是竹节状。

有的人认为珠子参、竹节参，熟的就是滋补的，生的就是治跌打损伤的。在西南，还有屏边三七、假人参，又叫野三七和藏三七，它们也是同一类。

整个人参属是一个家族，这个家族形态有三种，其中一种是直根，根很长。

人参在形态上很有趣，在整个植物界它都非常独特，独特到什么程度呢？它的叶子，一个杆子上3～5片，围着杆子成轮生状，这在植物界中很罕见。每个叶子上又有5～7片小叶子，呈掌状，这在整个植物界几乎都找不到相同形态的。这是地上部分，非常有特色，植物界找不到。第二个是它的地下部分，有一个像人形的根，向南分布时地下的根变短，然后变成睡在地下的横生的根状茎，呈竹鞭状，一节粗，一节细，它是逐渐随着环境的变化而变化的。这就是人参属的特征，它们都有一个特点——怕热，必须要躲到高山上去；怕太阳，因为它那一片叶子多大呢，它5～7片叶子在一块就算一片叶。这是复叶，几片叶子组成一片大叶子。叶子越大，越是阴性的。所以，人参，从习性上讲，它是生长在树林里面喜欢阴的，而其他的参几乎都是阳性的。

余老师 刚才您讲珠子参，是不是扣子七啊？

王老师 对，就是扣子七。这一类参都是长在阴处，太阳很少的地方，因为叶子大，太阳下活不了；并且不耐高温，对寒冷的忍耐力不一样，对高温的耐受能力是相似的。这一类植物在所有的参当中是独特的，后面我们讲的其他参不存在这种情况。

前面讲的党参，也是怕热，能耐一点寒，但是夏天长。像明党参、川明参，也是怕热，但是在春天长，避开了热的季节，所以能分布到低海拔地区。作为代替人参的一类本草，是这样一个习性：它怕热、耐寒的能力各自不同，往下坠的能力不同，功效有差异。这就是它们的特性所在。

王老师 那下面就太子参和孩儿参，我再补充两句。太子参实际上是清代吴仪洛《本草从新》里面记载的，其中把小人参称为太子参。1936 年《饮片新参》中记录了孩儿参。

大家请注意，这是两个开端。清代吴仪洛《本草从新》里面出现的小人参，称为太子参，而 1936 年《饮片新参》里面记录了孩儿参，随后大家就把太子参与孩儿参混为一谈，变成现在这种情况了。20 世纪 60 年代，孩儿参栽培成功了，产量变大了，把孩儿变成太子，价格就高了。随着栽培技术的发展，就形成了这样一个产业。但是它药用的部位，是一个小小的块根，只长几个月的时间，积累少，功效差，没办法同小人参相比，并且也不是一类的。

我们讲到现在，还是讲人参。这是太子参与孩儿参的问题，下面再讲一下其他的替代人参和三七的种类。因为三七现在也是人参的兄弟姐妹，是家族老三。在 20 世纪 70 年代的时候，有一个老人家，拿了一个植株来问我："这个是什么？"地上苗很长，地下有个像人参一样的根。

我说："你拿了干什么的？"

他说："人家讲这是高丽参。我种了以后，现在天天在吃。"

我说："你吃了以后什么感觉？"

他说："小便多。"

我说："这个是商陆啊，你吃了当然小便多。不能吃了，再吃要出问题了。"

20 世纪 70 年代，出现大量的垂序商陆，我们现在引种的商陆小苗，人们常把它当成高丽参在误用。当时，人们用加工红参的方法加工商陆，特别像人参。有一次，一个在药材公司工作的朋友送我几支人参，其中有一支就是商陆，切开就能看到，断面有很多环纹，一层一层连着的。

余老师 商陆可以长很大啊？

王老师 是很大，有人拿小的商陆当人参。另外，早期还有好几种，其中一种豆科的豆人参，即野豇豆可代作人参；还有马齿苋科的栌兰也能代作人参，称土人参；还有一种锦葵科的植物也被代作人参。但这几种代人参，它没坏处，虽然不能治好多少病，但不害人。

但是有一类代替就出问题了。民间代三七的几种药，请您注意听啊，也许你们那边有人用的。第一个，景天三七，用过吗？

余老师　景天三七我们这里周围山上有。

王老师　景天三七是个好药，能用。

余老师　对心脏病很好。

王老师　景天三七能用，还有一种菊三七，像菊花。菊三七，用过吗？

余老师　没用过。

王老师　没用过就对了。菊三七像菊花叶子一样，这种植物，生长特别繁茂，特别方便，外用、内服效果都特别好，但是有一个可怕的现象，可以导致肝坏死，因为它含有吡咯烷生物碱。

在好几年前，突然有一个朋友，是在上海中医药大学工作的老教授，他打电话给我说："菊三七有肝毒。"我一听吃了一惊，这个药我原来最喜欢用，民间栽得挺多。实际上，现在很多蔬菜都是这一类的，像紫的红凤菜、白背三七。就是那个时候讲吃叶子可以治糖尿病、高血压、高血脂，它们都是菊三七属植物。

余老师　白背三七我采过，在太白山。

王老师　菊三七那一属植物都含有吡咯烷生物碱，这些东西害人。所以菊三七这味药，《神农本草经》没把它载进去。神农特别明智，这些毒药他不用，没办法控制的药不用。如果后面有机会，我们再谈谈这个问题。

代替三七的菊三七可不能随便用了，外用一点还可以，但内服不行。

七、丹参以丹为本色

余老师　您把那个景天三七多讲几句，好不好？

王老师　好，就我的理解来讲吧！景天三七是很特殊的植物，耐旱又喜水。耐旱，是晒不死；喜水，是它往往长在山上经常有流水的地方。石头上能存储水的地方，像石头窝能存储一点水，里面再带一点泥巴，它就长在那个地方。

景天三七耐旱、喜水，具有肥大的肉质根。因为它要储水，叶子也是肉质的，繁殖特别方便，一插就活了。这种植物繁殖比较容易，生长环境也比较特殊。

你要给它环境，长在土里比较好，栽培比较方便。景天三七在民间作为滋补药，在安徽一些山区，头晕、止血、跌打损伤都喜欢用它，效果也挺好。

《神农本草经》里也有一味药叫景天。实际上，《神农本草经》中的景天是人家墙头上栽的一丛一丛的。景天、景天三七和现在的高山红景天，实际上是神农所选的一类药当中的一种。我们可以这样理解，在低处，一般丘陵地区，景天三七比较多，我们可以用；到了中山，像海拔一千多米的地区，景天比较多，我们可以选景天了；再到高山，青藏高原，我们就可以选红景天了。那这一类，就是《神农本草经》中广义的景天。

王老师 下面我们再谈谈丹参。首先，颜色很红，所以和心脏的关系很大。《神农本草经》上讲："味苦，微寒。主心腹邪气，肠鸣幽幽如走水，寒热积聚，破癥除瘕，止烦满，益气。"

它主要分布在秦岭山脉和伏牛山向东延伸一带。野生品种在河南、陕西、山西、湖北、山东、河北、辽宁的南部，以及安徽一带，向南向北，基本都没有了。它又怕冷，又不喜欢热。怕冷，再寒冷的地方去不了；怕热，往南去就变化了。往南去不是没有，它同一属植物就有变化，在逐渐变，变成其他的一些种类。

栽培的丹参主要在四川中江。现在呢，山东栽的比较多，河南也在逐渐增多，这样就有很多地方栽培起来了。野丹参味道有点苦，而家栽丹参味道甘。现在栽培的丹参有个问题，就是野生的与栽培的丹参形态上已经有些不一样了。野生的丹参根是种子苗，直长下去，要长很多年，3年、5年都可能；而栽培的丹参是当年生长的根截断栽下去，当年长成很多不定根，生长年限由数年减为1年，生长积累期缩短了。

入针剂、丸剂，栽培的丹参往往达不到质量要求，有效成分含量不达标。中药配方如能买到的话，最好买野生的。

余老师 我们在临床上发现，丹参的表皮是红的，但切面看，有的是红的，有的是紫色，有的偏白色，是什么原因导致的呢？

王老师 这个与加工有关系，与栽培和野生也有关系。太胖大的，切开来是白的，这肯定是栽培的，里面没储存多少物质，当年生，当年收，只长了一年。野生的切开就不完全是白的，也没那么肥。还有以前野生的丹参在采集加工过程中，往往堆起来稍微发酵一下，这样再晒内外的颜色就差不了多少，里面也变了。如果皮比较厚，外面有点粗糙的话，就是老根，老根就更好。

余老师　那切面是紫色的好不好呢？

王老师　这个要看一个问题，如果确实是丹参，那就好一点。切面有点紫，是它在加工过程中，发酵了一下，互相堆捂。但还有一类，像甘肃丹参。甘肃丹参，在产区又称为红秦艽。它所谓的有效成分比丹参还要高，但目前不是丹参的正种。这一类长在青藏高原的边缘、甘肃这一带，甚至云南也有。有这样一个类群，与丹参是一个属，但不是一个种，亲缘关系差了一点，但从有效成分上看，它的含量还要高，只是现代《中国药典》没有收录。

余老师　我们在临床上用丹参，除了治心脏病之外，它对消除腹部的包块效果也很好。

王老师　我们从《神农本草经》中记载的内容来理解。"味苦微寒"能理解；"主心腹邪气"，那是指治疗部位在上中部的都可以。

《神农本草经》中丹参的功效就是"主心腹邪气，肠鸣幽幽如走水，寒热积聚"。这就是它治疗的主症，兼有什么作用呢？兼有"破癥除瘕，止烦满，益气"。

余老师　"主心腹邪气"，您能不能从它的形态和生活环境的角度来解释一下。

王老师　用植物的特征来直接解释《神农本草经》中的药物，暂时我还没达到这个水平。因为《神农本草经》告诉我们的是非常高的理，而《伤寒论》跟着应用呢，应用非常独到。这就说明中医、中药相得益彰，传承下来一条主流。而中医有这两者传承，就不再是一个经验医学或民间医学，而是一个大道。

《神农本草经》上的每一味药，都有主治与辅治，抓住"主"就抓住了它最主要的特色。然后，"辅"你记住可以，记不住以后可以查。这就是我们对《神农本草经》的理解。

对《神农本草经》中的大多数功效，我们要有这种感觉，首先我们要信它，然后再慢慢探索它。所以我现在做的事情，都叫探《神农本草经》，而不是叫研究。

余老师　我在临床上发现，用丹参配桂枝，来治疗腹部的包块和一些早期的肿瘤效果都很好。我一直在想，为什么有这个功效，所以借这个机会想来请教一下。以后我们可以继续探讨这个问题。

王老师 丹参功效的描述有特别之处——"肠鸣幽幽如走水，寒热积聚"。就是这个包块啊、积聚啊，并没有固定下来，它可以串起来，还可以动起来。但是不是太畅通，它只能在那里面转来转去，出不去。幽幽走水，是肠鸣嘛！不通畅了，这个就好像邪气在里面，寒热在里面，积聚在里面，不是死结在里面，所以要靠丹参的这种推动作用。丹参不是活血的吗？丹参有这种推动作用，所以能取得这样的效果。这个就是告诉我们，丹参治疗的是这个阶段——有"心腹邪气，肠鸣幽幽如走水，寒热积聚"，放下去就见效；如果结的厉害了，它就推不动了；要是未结，用其他药就行了。

八、沙参与苦参

王老师 下一个再讲沙参。

沙参、丹参、苦参、紫参、玄参都是阳性的。所以，不能比较这两味药的阴阳问题，需要我们重新换个思路了。

人参长在阴处，而沙参、丹参、苦参、玄参、紫参都是长在阳处。阴处和阳处的植物，要从叶子上区分，叶子大的、比较薄的，往往是阴处生长的；叶子比较小的、硬的、厚的，往往是阳处生长的。

沙参里面有个小问题，我想和您交流一下，看您能否讲清楚。沙参在《神农本草经》上说"味苦，微寒"，而我们采集的所有植物标本都是甜的。《神农本草经》为什么把它说成苦的呢？这个问题我一直没有理解，只是后来，有些人直接讲它是味甘，也没有分析，就直接说成甘了。这个不知道你有没有体会。沙参的其他的方面我已经讲过了，真正的沙参应该是南沙参，松泡似肺。我上山采药最不喜欢采沙参，它的根很长，很难采，好不容易可以采一大篮子，但是皮一刮，晒干后就一两斤，最不划算了。松泡是沙参最大的特色，所有药材的根，没有哪一种像沙参这样松泡。这个松泡是有它独特的药性的。

余老师 我在临床上用沙参有一个小心得：因其主治血积、惊气，所以治疗那种肺里面有瘀血的，效果不错。

王老师 沙参是桔梗科植物，主血积和惊气。血是流动的，桔梗科植物是有乳汁的，而乳汁是在体内流动最快的一种物质。像您开始讲的五朵云，把叶子一折断，乳汁立刻出来了。而其他没有乳汁的植物，你把叶子折断，里面的汁水向外渗得比较慢，有感觉吧？

所以，沙参是桔梗科植物，有乳汁。乳汁就像植物体内的血液一样，这个乳汁在里面推动，所以肺里面有血积，一推动不就起来了吗？把它推动了，里面的惊气不就平下去了吗？所以沙参"除寒热，补中，益肺气，久服利人"。

余老师　还可以从另外一个角度理解。它中间是空的，中空能通表里气。

王老师　实际上，**沙参里面也不完全是空的，里面空的都是乳汁在里面转**。根一折断，乳汁都往外跑。它里面的通道都是帮助去积的。

余老师　那就有个问题啊，沙参刚挖出来的时候是有乳汁的，晒干后就没有啦。

王老师　晒干以后乳汁凝固了。但是要注意，我和你的那个问题还没探讨——生的和熟的到底有什么区别？

注意，**任何一种本草，生的，是保持生活气息的状态**，而加热烤熟的话，就没了。新鲜的更好，但新鲜的不能成药材，没办法给所有的医生用。这种生的晒干了以后，是目前对中药来说最好的方法。如果以后技术发达了，在药材的加工方面，还可以采取更好的方法。

余老师　刚才您说的沙参是桔梗科的，桔梗是苦的？

王老师　苦桔梗，甜沙参。桔梗您最喜欢用了，一升一降，止咳下降的。

余老师　苦桔梗，甜沙参。我们再讲讲苦参吧。

王老师　苦参名字就有苦，那么苦也是比较突出的特征。但苦参有个问题，这个药为什么利水？是有利水功效吧？《神农本草经》载苦参："主心腹结气，癥瘕积聚，黄疸，溺有余沥。逐水，除痈肿，补中，明目，止泪。"

它为什么逐水？从它的生长状态可以看出这一点。苦参都长在山脚下，田埂上面，根特别深、特别长，往往长到下面有水的地方。所以它逐水的功效与根长的特别深有关。再一个，它的根同其他植物的根不一样。一般像这种灌木状的或亚灌木的草本，根往往木质化。它的可不木质化，并且它的根还是三生构造，除了正常生长外，里面还很快会再生木质部，所以这种根增长很快。还有它的根不是主根。

苦参栽培时，会冒出很多苗。野生状态下只有一两个苗，而栽培状态下就会有很多苗。实际上它下面的根有很多不定根，不定根肥大，还是三生构造。这样的一个特点，使它生长得比较快。那么生长比较快，与它功效有何关系？

"主心腹结气，癥瘕积聚，黄疸，溺有余沥"，体现出它在"通"这方面效果非常好，而这个通是对水的通。它这个通跟丹参、沙参的通似乎不太一样。

实际上，参类药，不是补，而是通，只有把邪气祛了，正气才能增长，才是补。所以，白虎星座，这种凉寒和下降，就是祛邪气。邪气往往从上向下被推掉，正气才能上来，这样气在体内才能运转起来。祛邪就是扶正。这种祛邪不是猛烈的，所以用参。这是在与您探讨的过程中增加的理解。

余老师 苦参偏于走水道；丹参偏于走血脉；沙参则走气道。

王老师 苦参在整个参家族中，叶子最小，阳性最足，虽然它是苦寒的。寒，我们上次就谈过了。前面我们通过药性理解了，阳不等于热，所以苦参是一种阳性的药。阴霾散了以后，水自然就通了。

余老师 我感觉苦参是把水道中的浊水通过小便排出去，利出去。水路不通畅的话，气与水瘀积在里面，化寒或者化热。苦参可以把水路疏通，通过小便排出去，阴气一祛，阳气就起来了，这样理解。

王老师 好。苦参现在是贵州、陕西的产量比较大。它的资源不缺，到现在都是靠野生。苦参产量大，以前收购，几分钱一斤，几毛钱一斤，太便宜了。

九、玄参与紫参

余老师 我们再说说玄参。

王老师 玄参分布偏南，黄河以南，也是阳性的。它的药用部位是块根，不是直根，在靠近地面的位置生长几个块根，所以生长期很短，生长一年就收获了。要是用块根栽下去，第二年可以再长。所以，玄参生长年限不长，要说滋补的话，也做不到。**玄参所谓的黑吧，是加工后才黑，新鲜时候并不黑。**

余老师 新鲜时是什么颜色？

王老师 新鲜时是一种淡黄色或黄白色。

余老师 跟地黄有没有像啊？

王老师 跟地黄不像。因为它是块状的，一小块一小块的，而地黄一直向下延伸。玄参在靠近地面处有几小块块根分开长下去，而地黄是一个根一直往下长。它们干了以后，都比较软，肉质比较丰富，所以干燥以后都变黑，有点像，但两者本来的形态不像。

余老师 玄参也"主腹中寒热积聚"。

王老师 玄参"主腹中寒热积聚，女子产乳余疾。补肾气，令人目明"。注意：它主要在下，在腹，不包括心，也不治癥瘕。没有癥瘕，就是寒热积聚。

余老师 可不可以这样理解啊？苦参是利水的，玄参是补水滋阴的。"妇女产乳余疾"，通过补肾气、补水，让旁边的瘀积流动起来，疏散掉。

王老师 要抓住它的位置，是在腹中。里面的积聚是寒热引起的，但是这种积聚结的不厚，没成癥，也没成瘕，主要还是气态，没成为液态，也没成固态。你看是否这种情况，癥瘕就是液态和固态了。这个主要还是气态，并且位置偏下。

余老师 那么，丹参治疗的偏固态啊。

王老师 还有一个紫参。紫参就是拳参，资源很丰富，颜色是紫色的，属阳性，长在山顶上。这个阳性的不一样在什么地方呢？它怕热，所以长在山上，1000 米左右的山顶上，中部地区的中山，不是高山，山上草地上，阳光比较充足的环境中。这是一种阳性的，又怕热的植物。阳和温度是不对应的，所以我们千百年来把阳放在热里面，是错的。这是第一个情况。

第二，它用的是根状茎，横长的，往往喜欢潮湿。在山顶草地上因为湿度比较大，它才能长大，要是地下水位太低了，就长不出来。再一个，它的根状茎，不是一直往前走，不像苍术那样一直往前走，**它走走就会转回来，又转回去，叫作回头草**。它不断地往回转，就跟操场上的圆形跑道一样。紫参味苦、寒。六参当中，苦参、紫参是苦寒的，其他都是微寒的，而苦才能降。只有人参微甘，其他都是苦。

看看它的功效，紫参"主心腹积聚，寒热邪气。通九窍，利大小便。"这样一看，还是没有讲到癥瘕。心腹积聚、寒热邪气，是一种能动的状态，并且同时能通九窍、利大小便。

脸上是几窍啊？所以，身体内部、表面的那些开口的地方都能通。这样，我们找一找紫参与上面的参不一样的地方。相同的不说，要了解不同的地方。它对于液态的、气态的、大小便、九窍，都能疏通，但又不是那种固态的。

紫参从颜色上来说，寒性比较重。还有它的根状茎，生长的环境是需要水的，又是阳性的，所以它能利九窍、通大小便。紫色可能与它血液方面的作用有关系。

余老师 我记得有个中成药，治疗腹泻的特效药，其中就用了拳参。当时拳参进不到货，后来查相关资料，认为是红蚤休。红蚤休就是拳参?

王老师 对的，红蚤休就是拳参。紫参还有一点，它是蓼科植物，同大黄有相似的地方。当然，大黄与紫参的形态特征不是一回事。从蓼科植物的角度这样一对应，可以帮助理解利大小便这方面的功效。

余老师 对，它对大便不爽这方面很有帮助。

王老师 今天我们这样深入探讨之后，对六种参类本草功效的理解又加深了一层。从植物的形态、植物的习性，以及与它功效的相互关系来看，原来看不出来差异的地方找出来了，这挺好。

其实，参类是祛邪以后扶正的。再一个，它阴阳是一体的，有的偏阳，有的偏阴。参类的祛邪不是很强烈，实际上是很平缓的祛邪。这种祛邪后得到的扶正，是一种比较适合人体的祛邪扶正方式。这是对参类的理解。

另外，神农在选药的时候，第一个是选了这六种药，后来参类增加了很多种。民间出现了很多很多参类，你要查一下，称作参的至少有上百种，但是没有一种能盖过《神农本草经》中这六味药的。《神农本草经》中这六味已经涵盖所有了，其他的再增加一千个、一万个，还是这六味药的功效，超不过它。这是一个功效的定位，岗位的设定。

第二个，它所选的都是资源特别丰富的。从来源上讲，紫参、沙参资源的种类特别多，都大概有 20 个来源，不愁没有资源。苦参、丹参、玄参分布量比较大，又可以栽培，很容易成活。所以这三个参的资源不成问题。

人参的家族大，如果不是大量的用，根本不会产生问题，即使大量使用以后，也能栽培补充。它家族很大，从美国都能把西洋参引进来。神农选药，都是选取资源丰富的，这是一个很大的智慧。

余老师 今天收获很大，这六个参，除了人参外，刚好把五脏串起来了。我最近在研究肿瘤前期病变，肿瘤没有发病前的状态，都存在积聚、癥瘕的情况。

王老师 肿瘤大多数出现在五脏当中。

余老师 这五脏都有癥瘕积聚存在，我一直探索在这种状态下，什么药既能扶正，又能祛邪，把积聚化开。所以，今天这个话题，对预防肿瘤，开了大的智慧。

王老师 是的。

余老师 苦参、紫参、丹参、玄参、沙参都能去积聚，针对心腹来说，都是个大问题，是个大课题。所以下一步，我在临床上多验证一下，多检验检验，尤其是腹部积聚。从《神农本草经》对紫参的描述来看，紫参应该能对肝癌的前期有效。

王老师 对，这几个参都有特定所指。第一个，人参在家族当中是老大；在六参中，又是老大；并且它是一个统领，能够包容所有，而其他五参，各执一方。

余老师 对，我们用来分析的话，现在有很多肿瘤体质的人，处在还没有发病的状态，针对这个生理状态，配这六种参，应该还是很有好处的。今天收获很大，非常感谢您啊！

王老师 不客气。春节期间我再准备一次电话会议吧，这一次又开头了，谢谢大家！

第三辑
神农本草毒性探

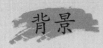

背景

　　2016 年 2 月 19 日（丙申年正月十二下午 3 ： 00 ～ 5 ： 30）任之堂主人余浩与安徽中医药大学王德群教授相约，采用微信视频和语音的方式，一道探讨本草的毒性问题。

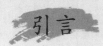

引言

　　今天交流的主题是"本草毒性探"，分为 7 个部分：

1. "是药三分毒"的理解。
2. 毒乃生物防身术。
3. 无毒本草被冤枉。
4. 鲜时有"毒"干可除。
5. 细辛屡次受人欺。
6. 救救乌头与附子。
7. 正确对待肝肾毒。

一、"是药三分毒"的理解

王老师　第一个问题"是药三分毒",这句话我们怎么理解?你们说说这句话是对还是不对,或者是有值得商榷的地方?

余老师　谈谈这个"是药三分毒"的理解啊。

王老师　嗯。

余老师　在我的意识中,药物就是借用其偏性,来纠正人体的偏性,以偏纠偏。既然有偏性,如果用反了,就会出现不适。这些不适反应,就可以理解为毒性。所以说"是药三分毒",就是所有药都有毒性,这是我的理解。

王老师　很多药有毒性是对的。

余老师　药性用反了,寒热温凉、升降沉浮都是毒。

王老师　要从这方面讲,就把毒性扩大了,把毒性范围扩大了。今天,我们从最早的本草来谈,《神农本草经》中记载上、中、下三品的药物,开篇第一句就是"上药一百二十种为君,主养命以应天,无毒",跟我们明确讲上品就是无毒的。"多服、久服不伤人。欲轻身益气,不老延年者,本上经"。那这 365 种药就有上品药 120 种无毒。

《神农本草经》中有:"中药一百二十种为臣,主养性以应人。无毒有毒,斟酌其宜。欲遏病,补虚羸者,本中经。"那就是中经的药可能有的有毒,有的无毒。这样我们把中经做一个最简单的估算,一半。然后"下药一百二十五种为佐使,主治病以应地。多毒,不可久服。欲除寒热邪气,破积聚,愈疾者,本下经"。那下经的药,我们就算全有毒,上经药全无毒,中经药或有毒或无毒。从《神农本草经》选的本草 365 种,可能就有一半有毒,一半无毒。

按《神农本草经》来理解,我们本草,注意哦,我讲的"本草",不是通俗的"药",不是简单的一个广义的药!它一半有毒,一半无毒。这个"本草"是经过选择的。而"药"这个字呢,它比较广泛了。"人药"也好,"兽药"也好,"中药"也好,"西药"也好,甚至"农药"都叫"药"。说"是药三分毒",如果是对整体的药,倒是对的,但对于本草而言是片面的,不完全的。本草按《神农本草经》所言,是经过优选出来的,只有一半的药有毒。

余老师　这样来定义毒药的范围,就比较具体了,不会让初学者走偏,对我们临床医生用药也有明确的规范。

王老师 是的，这个问题我们可以再进一步理解。传统的本草按照《神农本草经》分为上、中、下三品，是按照毒性的大小和功效来进行分类的。功效和毒性大小分为上、中、下三品，这是第一。第二呢，三品的药是经过优选出来的。优选的还不仅仅是根据功效，还要考虑到它的安全性，不安全的药不能用，这是《神农本草经》选药的一个原则！再一个呢，《神农本草经》选择的 365 味药呢，绝大多数效果都很独特，所以它才能够传承了几千年直到现在，绝大多数还是常用药，并且都是按照它的要求去治疗，按照记载的加工、炮制、服法去使用。一般来讲是绝对安全的，所以它的生命才会有几千年。

如今，有的今天冒出来一种药，明天冒出来一种药，用不到几年就不见了，为什么？因为它不安全，或效果不明显，就被淘汰了！所以严格上来讲，《神农本草经》对每味本草都把关，所以数目不是无限地扩大，只定在 365 种。这每一种相当于一个岗位，在这个岗位上竞争上岗，最好、功效最强，并且毒性能够可控，这样才能上岗。否则，无品是不准上岗的。通过一系列措施，才会有我们的本草！才会有我们的中医！如果用的都是难以控制的毒药，谁还敢用啊，谁还能这样传下来啊？《神农本草经》首先把这个"本草"定下来。50％无毒的药定下来，50％有毒的药也定下来，对于有毒的本草，能够控制它。

就像我们用人，这个人是有才干的，可为我所用，而不是用那些进来由着他干坏事的坏人。这是神农选药的一个原则。

王老师 另外，《神农本草经》在使用毒药的时候还有一条规矩，什么规矩呢？

神农讲了一句话："**若用毒药疗病，先起如黍粟，病去即止。**"就是说一开始跟小米那么一点点大，就用一点点药，如果病没去呢，再加一倍，病还不去呢，甚至可加十倍。"病去即止，取去为度"，就是用毒药必须从小的量开始往上加，这样一系列的过程是可控制的。神农非常谨慎地用有毒的药。这就是我们中医的祖先，他们把握有毒本草的态度谨慎，选药用药都有一系列的方法，保证我们本草用了几千年而不衰。否则中医用的都是"坏药"，都是害人的药，哪还有中医了呢？哪能传下来了呢？我们从《神农本草经》上面来理解"是药三分毒"这一句话的含义，大家说说这全面吗？

余老师 谢谢王教授的讲解，很全面了！

王老师 大家可能第一次听到这样的问题，还没有经过充分的思考。实际上，"是药三分毒"这句话也没错！但对我们"本草"是错的。注意啊我讲的是"本草"，对我们"本草"是错的！

按照神农的选药原则，只有一半有毒一半无毒，并且这一半有毒的本草，用于人体还是安全的，所以我们的"本草"是不同于一般的药的。就是说无品的药它是不能入"本草"的。现在民间有些药，拿到了就来做药，那是不行的。有些气量比较小的人，比如在农村吵吵嘴以后就喝药了。喝药是干什么呢？那喝药就是自杀了。这个不能叫本草，这是毒药，它永远不能叫"本草"。

王老师　我们这个"本草"，就是中药所用的"本草"，它有一个最大的特色，就是来自自然。来自自然的三个范围：第一是矿物。第一次我们就谈了矿物。而矿物当中呢，如果是非自然的往往有毒。同样是硫化汞，朱砂含硫化汞，如果用硫和汞合成呢，称为"灵砂"就有毒。而朱砂毒性就很小，因为朱砂是自然的，而灵砂是人工的。所以经过很长时间的炼丹，最后没有造出来几个可以长久利用的本草，只造就了一些外用的药。

我们本草用的矿物药是自然的，植物药是自然的，动物药也是自然的。这些自然之品，它们生活在自然界，与人是生活在同一个环境中的。人在亿万年的存在过程中，同这些生物都是处在同样的环境，所以互相适应，这样的东西就对人体没有多大的伤害。比如，自然界的水、空气，本身没有什么毒，除非你要放毒气。从本草选择标准上就可以把这个毒性降到最低了。但是我们注意一下，有很多民间药，有的效果很好，但是有的往往毒性很大，掌握不好就会出问题。比如在湖北一带常用的雷公藤，治疗风湿病有效，但是把握不好就会出问题。

我在广州中山大学进修时，一位广东老师讲了一个故事：有位患癌症的患者想自尽，喝了断肠草煎的水，结果一碗喝下去以后呢，病好了！其他患者仿效他喝呢，一开始不敢喝，少喝一点，结果病没好，再来喝呢，人毒死了。

民间药有的能治病，但是毒性往往很难控制，所以"本草"不选！大家如果对《神农本草经》看得比较多、看得比较仔细，那你可能会说："王老师可能讲错了，《神农本草经》上面也有钩吻。钩吻就是断肠草。"我会说："那错了，钩吻我考证过，其实是钩藤。"这个话题我们暂时不说。

王老师　实际上非自然的药，非自然的东西，除掉矿物的炼丹以外，大家想一想，有个问题。我们今天除掉我，还有我工作室的 5 个人，也有一位张老师是化学教师。实际上，**古代的道士们，他们炼丹是用矿物药**，而我们现在的绝大多数药学工作者，是用植物在"炼丹"，**把植物煎煮呀，提取呀，分离啊，然后"炼成"了晶体，这不也是在炼丹吗**？植物炼成丹以后，毒性跟原来就不一样了。

有个故事：在河南民间，用香茶菜（图 3-1）去抗癌，科研人员看到香茶菜可以抗癌，治疗消化道癌症的效果很好，就都来采香茶菜提取、分离、提纯，最后提取出很多新的化学成分，有一百多个，还出了一本香茶菜属专著，也造就了一批教授和院士。但是，我最后问了两位朋友。我曾帮他们采过样品。这两个朋友是搞香茶菜研究的老专家。我问他们："你们做这个事情想干什么？"

他们说："我们当然想开发新药啦！"

我说："你们开发出来了没有？"

他们说："没有，大家都没开发出来。"

我问："为什么？"

他们说："我们把成分提取出来以后，有的成分抗肿瘤的活性非常强。"跟着后面一句话，"但是它的毒性也非常强"。因为它的毒性，要用到有效的量也就能杀死人了，所以没办法用，没办法开发。这就是植物炼丹的一个局部现象！这种植物炼丹，就是非自然植物，人是没有办法适应的。这就是"是药三分毒"的另一个写照。

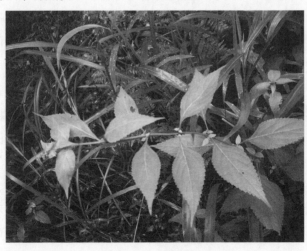

图 3-1　香茶菜

"是药三分毒"呢，有对的地方，也有不对的地方。对的地方就是非自然植物就可能有毒，对人就有伤害；而对自然植物再经过优选的"本草"，说"是药三分毒"就是错的。这就是我对"是药三分毒"的理解。大家就这个问题，可以再展开讨论一下。

余老师 "是药三分毒"，是个泛指，它不是说一定有多种毒药。《神农本草经》上明确记载有毒的有一百多种，但是《中药大辞典》上真正有毒的，也没有真正研究过是哪些，只是个泛指。是否后代增加的药物都是"本草"呢，毒性怎么确定呢？

王老师 好，有毒的药，大家注意一个问题，注意什么问题呢？我今天同大家谈本草的毒性问题，而我们讲《神农本草经》从最古的这种本草的命名，定下来"本草"是一定要分品的，一定要优选！这样我们就可以从自然界中选取那些安全的药，有毒的药就比较少了，可以控制在一半以内。这就是一个最常见本草、最有效本草的一个原则，而后来有很多人根本不明白神农为什么这么做，把三品的概念也取消了，认为它是没有价值的。最后，药的数目一个一个往上加，无穷无尽地增加，那就叫"药"了，就不能再叫"本草"了，明白吧！加到宋代就有1700多种；加到明代就有1800多种；加到《中华本草》就是8000多种；加到第三次全国中药资源普查就是10000多种。要把世界上的药都拿来，那3万、5万、10万都不稀罕！这些就不叫"本草"了，叫"药"了，叫天然药，它是两个概念。它是没经过筛选的，没经过优选的。

余老师 明白了，我们今天要讨论的话题，就是《神农本草经》上药物的毒性问题。目前社会上有很多地方草药，虽然有一定的效果，但它不是神农亲点的，在安全性方面，有时是不可控的，所以我们不将其归为"本草"。

王老师 是的，我们一定要分清什么叫本草。真正本草是经过选择的药，而后面三品不分的，就不叫"本草"了。后代的书还很混乱，都混称为本草了。比如我们讲这样的一个概念，大家就很明确了。现在我们所有中医在用的药，主体是本草，这些本草中常用的也就是全国药房里、市场上流通的这些药。常用的药也就是那么几百种，四五百种或者五六百种。这四五百种、五六百种当中真正有毒的，比例也不大了。那个拿到什么都当药，实际上是不严肃的。

像我们组织或选择一个精干的团队，去做某项重要工作，比如要担当救护人类健康的工作。这个团队是我们优选出来的，不是从社会上随意地把那些渣滓都拿来，这样你说我们的团队有多少好人，有多少坏人？可以说这个团队做得好，品德是优秀的，而不会有社会上那些渣滓混在当中。

你现在带大家学中医，要学习《清净经》，就是从思想深处去提高大家的水平，从德的方面去提高，是一样的道理。所以本草的"品德"也要提高啊，提高有利于选择，选择出来好的。好，那我再往下讲第二个问题。

余老师　好好好，给点掌声！（掌声）

王老师　谢谢！谢谢！

二、毒乃生物防身术

王老师　第二个问题谈谈生物产生毒的本质，它实际上是生物的防身术。生物在自然界，也是要防身的，它也怕别的生物去侵犯它，伤害它。所以它产生毒性，实际上是为了防身，但为什么对人有毒呢？

人也是生物，容易侵犯周围的动物和植物。防身术有两个方面：一方面，采取化学的毒；另一方面，采取物理的"毒"。化学毒就是我们现在所说的有毒成分，对人、对其他的生物有害的这类物质。再一个是物理的"毒"，物理防身。物理防身就不能叫毒了，比如植物长了一身刺、一身毛。动物身上长了一身刺、一身毛，它是为了保护自身的，这种防护就不能叫毒了。防护自己不被其他的动物吃掉，或者便于逃脱，这是一种物理防御方法。物理防御不是毒。

还有一类综合防御，是物理加化学，这两个结合在一起。就是它里面有一些成分对人有刺激性，但是主要还是物理作用，这个后面我们要单独讲，也就3种类型。

化学毒，一个生物要产生化学毒，除了要对对方施加危害，自己也要防备不被毒害。毒蛇咬人的时候，从它那个毒牙的毒腺里喷出毒液；不咬人的时候，那些毒液都在体内储藏得严严实实，绝对不在蛇的体内到处散发，因为那样会把自己毒死。要吃毒蛇，把它的毒腺去掉，这个毒蛇就没有毒了，因为肉是没有毒的。所以这种毒呢，它自己也要防备。

植物、动物都有类似的设备，对于化学毒，它自己要有另外一套设备来防止被毒害。而物理防御呢，就不一样了。物理防御不能叫毒，它对自己是没有伤害的，因为它在外围嘛。像乌龟长的壳，羊长的角，酸枣树长的刺，皂荚树长的刺。它对自己是没有防备的，主要是防止外界的东西，这是物理防御。

化学物理防御，它也要产生一种防护措施，所以有些带着晶体刺激物的植物，就必须把晶体刺激物储藏在体内的一些细胞里，一旦这个地方破了，或被其他动物侵犯后破了，这个细胞就立刻破裂，将晶体通通释放出来，而在未受到攻击或刺激的时候它是不释放的。

这就是植物、动物的防身术。第一步我们讲的是防身术。

王老师　第二步，对这个防身术，我们怎么样来防备它，我们采取什么措施来破解它。实际上，破解方法大家都已掌握了。破解物理刺激只要避开它就完了，这无所谓防。

化学毒呢，实际上我们已经能够解决自然界的大多数化学毒。自然界大多数化学毒怎么解决呢？实际上就是抓住一个理，我们古人已经抓住了。在自然界中生活的所有植物和动物，它们在自然界，可以耐受的低温能达到 −40℃，而高温达不到 50℃，很少有生物生活的地方能达到那种高温的。植物、动物的毒性物质经过高温煎煮以后，大多数的毒都能解了，包括乌头、附子，煎煮的时间长了，就把毒性破坏了。这就是我们中药为什么一直选择汤剂的原因。汤剂是替代不了的。

基本上大多数的化学毒在高温煎煮的过程当中都消失了，剩下比较顽固的，就需要我们特殊对待了。这是化学毒的问题。

生活在穷乡僻壤的，或者现在人想吃一点野生风味，往往有个方法，就是把山上看起来光滑柔嫩的野菜，采回来后放在开水里面烫一下，烫过后取出来放在冷水里面漂浸一下，漂的时间长可以再换水，或多换几次水，多数经过这样的处理就能吃了。因为叶子、茎经过这样一烫，细胞壁给破坏掉了，里面的毒液或者刺激性物质也流出来了，这样再漂掉就能作为蔬菜充饥。这是解毒的一个比较好的方法，但并不能百分之百地解毒。虽然不是百分之百地解毒，但最起码是一个普遍解毒的简单方法。

我们讲这个毒，从来源上讲，本草作为生物，它的这些毒是用于自身防御的，而要解除这种防御最普遍的方法就是煎煮。因为煎煮时温度可以达到 100℃ 或者更高，这时生物本身的毒就会被分解。但这是针对普遍的毒，不是针对所有的毒。

余老师　王老师，插一个问题好不好？

王老师　您说。

余老师 历史上有故事讲神农尝百草，说他中毒以后通过喝茶来解毒？

王老师 茶叶可以解毒！

余老师 神农尝百草，中毒以后通过饮茶来解这些药草的毒，它的原理是什么？您有没有探索过茶可以解哪些药草的毒？

王老师 不管怎么说吧，一种植物不可能解决所有的毒。茶也只是自然界中的一种植物。叶子是可以解毒，但是茶叶不可能解所有的毒。自然界有很多很多可以作茶用的药，以及作茶用的植物，这些植物，除掉一个全国普遍的、世界普遍的山茶科的茶以外，还有很多的植物在不同的地方都能作为茶用。

广义上讲，茶能解毒，有这个可能，但是神农用的是哪一种茶，是不是能解所有的毒这不敢说。这只能作为一方面的猜想而已。

余老师 当时的神农中毒以后，他是怎么解毒的呢？

王老师 神农是怎么来探本草的呢？

余老师 因为他每天以身试药，自然会中毒。他中毒之后怎么来解毒？您有没有探索过这个事情？

王老师 实际上很简单。我们可以从这方面来理解，假设现在到一个陌生的地方，我们具备一些植物学知识，见到一些植物，哪怕这些植物都不认识，也可以凭着经验，凭着理解，来确定这个植物有毒无毒、毒大毒小。

好，我们可以从几个方面讲。您这问题又提得很大了，很有深度了。

第一，我们从具备的生物学知识来说。植物的有些科有毒，有些科无毒，无毒的科大多数种都无毒。比如我们能吃的蔬菜，有些有特殊的气味，它就能治病，这样的药往往是无毒的。又如我们能吃的芥菜、白菜，与它们同科的植物板蓝根与大青叶，就不会有多大毒了。

我们通过这个办法能筛选出一大批，初步把握哪些有毒，哪些无毒。因为神农那个时代，可能民间有些人吃什么中毒了，他根据那个是哪一类的就去了解它，这是第一个。

第二，作为植物，它不同的部位，毒性大小是有区别的。一个植物，它为了防身才产生毒性，我刚才讲的这个毒是生物的防身术。那么植物最害怕被动物侵犯或吃掉的部分应该是哪几个部分？

叶子，植物怕不怕被动物吃掉？茎、花、果实、种子还有根，植物最怕的是使它断子绝孙的两个方面。哪怕它自己受了一点伤害也不要紧，还能忍辱负重。就像一个人在社会上生活，受人欺负一点可以忍受，但是要把他孩子一下抓去，他就会拼命了，是不是啊？

植物要防止断子绝孙，而断子绝孙有两个方面。有的植物是用地下的根去延续自己的生命，保证自己的生命，或者用根状茎去延续、发展自己的生命。这样的部位往往很多是具有毒性的，尤其是比较浅的根，在自然界的自保能力比较弱，就要具备这个东西。如乌头（图3-2）、附子的块根就靠近地面；而甘草（图3-3）、黄芪（图3-4）的根就长得很深。甘草、黄芪无毒，甚至黄芩也无毒，它的根长得深。附子、乌头的根就长的很浅，怕动物吃它呀，对吧！

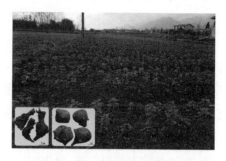

图3-2　乌头（栽培）

第二个，种子类本草要注意。种子是为了传宗接代、繁殖后代的。如果种子都被吃光了，怎么繁衍后代呢？所以有毒性的种子很多，如巴豆、千金子都是有毒的。这是第二个。

第三，植物体上面的叶子，它是互惠的。叶子被吃掉了很快就从茎上又冒出来了，这是一个补救措施。人和动物吃了它可能帮助它传播发展，而它又要多生产一点给动物吃，这是植物和动物的一种互惠作用，所以叶子一般不会有大毒。

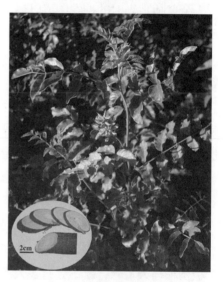

图3-3　甘草

《神农本草经》上有一味药"莽草"，我在考证时就想到了这方面。莽草的果实是有毒的，甚至能毒死人。但是《神农本草经》就列了一

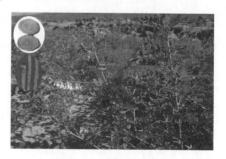

图3-4　黄耆（黄芪）

个莽草，我想这个莽草的药用部位应该是它的叶子而不是果实。这个药用部位从毒性上就能分辨出来。刚才我讲的几点，能分辨出一些，再加上一些经验，还有闻到的气味，这些综合在一起，也许就可以在整个 365 味本草当中，首先确定其主要的位置，然后再一个一个补充。神农也许要不了一生，就能把这个问题很好地解决了。所以神农一个人完成这工作也是有可能的。

余老师 上次我们聊到升降，谈到植物体内自身就有升降，不可能一种植物只有升，没有降，升降总是同时存在的，要么是先升后降，要么是先降后升。当然炮制之后，可能就与自然状态下不一样了，有可能以升为主或者以降为主。今天谈到药物的毒性问题，您提到植物自身就有针对这些毒性成分的解药，不然它自己就会被自己的毒毒死。这种思维方法使我想到了阴阳，阴阳总是相对存在的，在我们苦苦探索阴的对立面阳的时候，比如中毒时寻找解毒药，也许答案就在手边。

三、无毒本草被冤枉

王老师 我们讨论的下一个问题是"无毒本草被冤枉"。来谈一些现象，有些是没有毒的本草。这些无毒的本草被冤枉了，这一类我们一道来理解。我问大家，黄精有毒吗？我们吃的黄精有毒吗？

余老师 生黄精（图 3–5）有一点点麻口，吃过了就麻口。

王老师 麻口！麻口就有毒？

余老师 不能算是有毒，但生的吃了真的就麻口。

王老师 吃了麻口就有毒？那如果要吃它，怎么才能吃得不麻口呢？

余老师 煮一煮，蒸一蒸，就不麻口了。

王老师 所以黄精作为食品，要九蒸九晒。经过九次蒸煮，然后再晒九次，这样就不麻口了。这是一个问题哦，小问题。

第二，我们要吃山药（图 3–6），往往需要戴着手套来刮皮，为什么？很多人都干过这个活。吃山药要戴着手套来刮皮，你不戴手套会有什么感觉？

余老师 不戴手套，刮完山药皮，手会很痒。

王老师 手会痒，是吧。刚才我们说，你吃黄精，口腔里面麻；我们刮这个山药皮，手会痒。

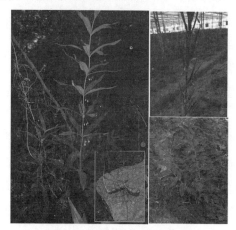

图 3-5 黄精

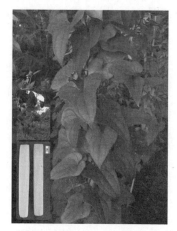

图 3-6 薯蓣（山药）

我们再来看，要是吃毛芋，那个芋头，还有香芋，没有煮熟，吃在嘴里面是什么感觉？

余老师 也是一样的。

王老师 也是麻？

余老师 嗯，对。

王老师 也是麻，刺嗓子，难受。好！我们再看看，还有一种食品，魔芋。魔芋曾有一段时间在全国推广种植，它的淀粉可以作为很好的食品。那生的魔芋你敢吃吗？

余老师 没吃过。

王老师 没吃过，书上面记载都是有毒的。好，还有北方有一种叫作独角莲的植物，中药称为"白附子"，这个本草上面明确记载是有毒性的。白附子，独角莲，河南的禹白附。

下面讲一个小故事：在安徽皖南，山上有竹叶青，一种毒蛇，在山上很多，湖北也应该有。人被竹叶青咬了，该怎么办呢？就在山上找一种小草，这种小草长在山林中石头上滴水的地方，草根上有一个小珠子，叫滴水珠。被竹叶青咬了赶快找那种草，把下面的珠子抠出来，然后直接把生珠子吞下去。这个滴水珠和半夏是一类植物，长在山上潮湿的、滴水的石壁上面，与竹叶青生活的环境一样，所以能解竹叶青的毒。但是服时绝对不能把它嚼烂，只能生吞，完整的吞下去才行，这是解毒的一个绝招！要把它嚼碎了，肯定就要"中毒"了。讲到这里大家可能就听出来了。还有射干有没有毒？

余老师 射干？

王老师 射干尝起来怎么样？

余老师 麻口。

王老师 也麻口，对了，射干也麻口。好，那刚才我讲的所有东西，都有一个共同点，就是我们在前面讲的生物体内有一种物理化学防御系统。物理化学，物理与化学，应该是哪个搁在后，哪个搁在前？物理化学还是不对，物理是它的关键词，应该叫化学物理防御。化学是防御，是它对自己的保护。这一大类有一个共同的特点。这里最典型的本草，我一讲你们就知道了，就是本草当中的半夏和天南星（图3-7、图3-8），这两味药跟它们是一类的。大家说说半夏与天南星有毒吗？

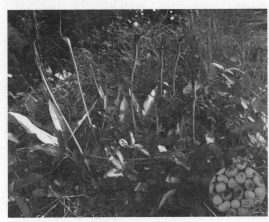
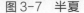
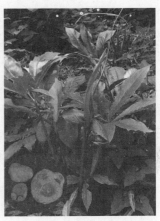

图3-7 半夏　　　　　　　　　图3-8 虎掌（天南星）

余老师 嗯，这个没有毒，看怎么用。生的吃了或搞破了吃了，喉咙就肿了；一整个吃就不会。

王老师 我说半夏、天南星都没有毒。

余老师 是没有毒！

王老师 所以很多中医喜欢用生半夏和生南星，并且都能用到30g。关键是煎煮过就没有毒了，这是第一。它为什么没有毒？这就是我刚才讲的，生物防身术当中的化学物理防御。化学物理防御它就不是毒。在这些植物体内,都有一个一个的大细胞,这个大细胞里面装了很多钙参与组成的一种针状体。这种针状体很多很细,两端很尖,集合成束,藏在细胞中,像一大把一大把的筷子一样。那么多针状体聚在一起,叫作"针晶束"。这样的东西一旦你把它咬碎了,它的细胞一下子解体,一大把针全部撒出来,碰到你皮肤,皮肤痒;碰到你口腔,口腔麻;碰到你舌头,舌头疼;碰到你嗓子,嗓子受不了!所有刚才我们讲的那些植物都含这种东西。实际上是一个道理,只要把它煎煮熟了;只要不将它碰在皮肤或口腔黏膜上面,直接吃到胃里面就没事了。所以滴水珠生吞也是这个道理!

王老师 我们上次到您那里似乎演示过很多次吞生半夏。吞生半夏、生南星,我们都吞了,一点事没有。我亲自吞的,就是这个道理。

半夏也叫作"药狗蛋子",就是毒狗的那个药;又叫作"三步跳",人咬了一口走不到三步就得跳起来。那口腔里面疼得受不了!但是把它直接吞到胃里面去,就没事了。因为胃酸强度很大,进去以后就溶解掉了,它就一点作用也发挥不了,老老实实的,根本刺激不了。

古代那些有智慧的医生们往往就用生半夏、生南星。所以这几年我的讲座,在很多地方都讲生南星、生半夏没有毒。再补充讲一句,虎掌,《神农本草经》上面叫什么呢?叫作"虎掌",后来又增加了"天南星"。实际上,现在用的天南星来源主要还是虎掌。我觉得虎掌栽培起来那么方便,就像魔芋一样的,把它作为淀粉植物,是很好的一种增加营养的食品,根本没有毒。

余老师 就是虎掌南星吧。

王老师 虎掌,就是虎掌南星。半夏也是一样。半夏现在为什么效果不好?就是使用了制半夏。制半夏是经过水漂洗了好长时间,把麻舌的味道漂完了以后,药味也就没了,所以用几两、用几百克也不管用。而生半夏用几十克效果就特别好,道理就在这里。你以后多进一点生半夏,煎煮的时候长一些就没事了。

余老师 我对这个半夏的毒性真研究过,花了很多心思考证过的。它的毒性成分草酸钙针晶是不溶于水的,既然不溶于水,就说明生半夏你不管怎么煮,它的有毒成分都在半夏药渣里面。有些人说你把它放锅里多蒸一蒸,就没有毒了。其实我用高压锅压了 2 个小时,再尝还是麻喉咙。我煮 2 个小时、3 个小时,最后尝了药渣,还是麻喉。所以这个毒是在药渣里面,高温破坏不了它，因为它不溶于水，所以只要不吃药渣，喝水没事。半夏在《神农本草经》上记载是无毒的，它根本就没有毒性！有毒性是因为你吃法不对，它才有毒！把那个不溶于水的吃下去了，喉咙就不舒服了！

王老师 药渣子有点麻，是没有事的，因为我们喝的是药水，有效成分是溶在水里面的。药渣子没煎透当然要麻嘴。药渣要煎透了，针晶束被破坏了，就不麻嘴了。

余老师 现在半夏的炮制方法是用碱来炮制，碱和针晶束起化学反应，成分改变了，它就不麻喉咙了！如果想药效好的话，就用生半夏。因为法半夏在炮制过程中要在矾水中泡啊、洗啊，有效成分流失了不少。如果用生半夏，它的疗效要比法半夏强很多。不是强一点，是强很多！

如果又要效果好，又要用量少，直接吞整个的。我们老家曾经有一个老太太痰很多，满口都是黏痰。采药时去挖半夏，听说半夏治痰好，她就吞整个的生半夏，吞了几个生半夏，当天晚上就好了不少。她就这样吞了几次，痰就少了很多，很多年都不用吃化痰药了。所以半夏这个化痰的药很好，但是要用生的，吞下去没事。要吞整个的，千万不要嚼碎。你一嚼碎，它那一包针就会释放出来，把人伤了。

余老师 既然有效成分不溶于水，那如果把生半夏打成粉，做成散剂会不会中毒呢？

王老师 生半夏打成粉入散剂是不合适的。打成粉入汤剂呢，又担心另一个问题。半夏淀粉含最高，打成粉同其他的药共煎，容易成糨糊。所以打成小颗粒或者切成薄片入汤剂最好。这样就好煎了，容易煮透了，像吃食品一样，比较大的萝卜或者红薯，放在锅里面一时煮不透，切成片炒的时候就好炒了。

我们现在讲的涉及一大类本草。这种物理防御物，植物学的名字叫作"草酸钙针晶"。这类都含这种东西，它实际上是无毒的，只是一个自身的防御系统。这种是物理刺激，就是直接用针扎。我们用针扎人肯定是疼的，但是不能说这个针是毒，它不是毒针。就像我们被山药把手刺激痒了，但是这个痒，不治几天也就好了。它不是毒性，只是一个刺激，这不能叫毒！

所以我说**半夏、南星无毒**，是基于这样一个道理。

四、鲜时有毒干可除

王老师 我们再讲第四个问题，好吗？

余老师 好。

王老师 有些本草新鲜时有毒，但是干了就无毒了。讲到这一类，我就想到中药学的一个歌诀——六陈歌。六陈歌大家都背过吧？

余老师 背过！

王老师 六陈歌都背过？听听我背的跟你们是不是一样？

枳壳陈皮半夏齐，麻黄狼毒及茱萸，六般之药宜陈久，入药方知奏效奇。这是我多年前背的，现在还能记得。

余老师 内容和我背诵的差不多。

王老师 跟你们背的恐怕不一样，但是药是一样的。枳壳（图3-9）、陈皮、半夏、麻黄、狼毒（图3-10）、吴茱萸（图3-11）这六味药。这六味药为什么要陈久呢？

枳壳、陈皮和茱萸（吴茱萸），这三味药都是芸香科植物。芸香科植物有很多腺体，含有很多油腺，挥发性物质藏的特别多，存放时间长久一些，可以散发掉一点，用后作用就比较缓和，所以它需要陈久。

狼毒是大戟科植物，里面含有很多乳汁，这个乳汁也是很厉害的，新鲜的时候很厉害。在我家乡，前两年收购狼毒，好多人上山去挖。很多女性挖了以后，手肿、脸肿。有个男的吃干粮不注意，未洗手就拿着吃了，吃了以后，手和脸倒没肿，但是嗓子讲不出话来了，发不出声，后来去检查，喉咙长个息肉，把

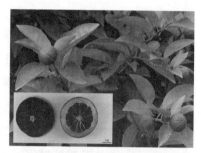

图 3-9 枳壳

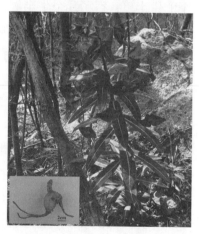

图 3-10 狼毒

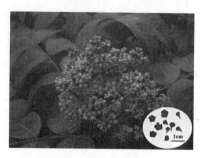

图 3-11 吴茱萸

息肉割掉就好了。

采狼毒时，可能引起皮肤痒啊、肿啊、痛啊，以及喉部产生息肉，就是因为狼毒新鲜的时候含有乳汁，对人体的伤害很大，但是放时间久了以后呢，它用起来才好。

余老师 是这样啊，以前一直没能深入思考这个问题！

王老师 还有就是半夏啦，不是讲姜半夏、清半夏、法半夏之类的。这类制过的半夏再把它放时间长，那就更是渣子了，没用了。生半夏放时间长同样效果好，里面的针晶束被破坏了。所以我们在做实验的时候，往往将生半夏的粉放在载玻片上面，加点水，制成观察的玻片。一开始看那个针晶束非常清楚漂亮，到了下午再来看，就找不到了。它被破坏了，没了。那个半夏，我们就能吃了。所以半夏也是要放的时间长。就如你在高压锅里面煎煮 1 个小时不行，时间长一点，就把针晶束破坏了。

六陈歌中还有麻黄。一般认为它性子比较烈，发汗效果比较强，所以要把它久放。

实际上说了一个什么道理呢？这些药往往新鲜的时候，或者初采的时候，防御物烈性较强，而放久了以后，刺激性不强烈了，比较缓和了。植物啊、生物啊，它们在新鲜的时候，在活体的时候，有强的防御能力，而干了以后，晒干或长时间存放，它还要防御吗？

它都死了还要防御吗？不就这么简单的道理吗？人死了，尸体随便放哪去，烧掉了就烧掉了。活着时，扎他一下，或者碰他一下，或者一句话刺激了他，他也不饶人啊！实际上就这个道理，活的时候、新鲜的时候它往往刺激性很强，而干了以后它就不需要这样的刺激了。我们用六陈歌讲了这个道理。

王老师 讲过六陈歌，我们接着往下讲。我们再看看有些药，例如大家在民间，可能会听说过一种药，叫作发疱药。有种叫"老虎爪子"的草药，外敷皮肤表面会红肿、起疱，所以称为"发疱剂"。这种植物叫"毛茛"，根锤碎了以后，敷在局部皮肤或穴位上，能发起疱来，可用于截疟、退黄疸，知道吧？毛茛科这些植物主要起作用的是什么呢？

它们新鲜的植物中含有一种化学物质叫作"白头翁素"。白头翁素对皮肤能起到刺激作用，引起发疱、红肿。但是它对皮肤起作用，不对肠胃起作用。一旦干了以后，就没有这个作用了。毛茛就是因为它能发疱，人们习惯认为它有毒，实际上是无毒的，经过煎煮以后一点毒都没有，干了以后再煎煮一点毒都没有。所以在《神农本草经》上有一味药叫"石龙芮"，是毛茛属的植物。这味药我们念念它的功效你们就知道了。"石龙芮，味苦，平。主风寒湿痹，心腹邪气"。心腹往往指的是胃部。还有"利关节，止烦满。久服轻身明目，不老"。

这样看来，石龙芮还是个上品药。实际上它就是毛茛属的，现在认为是有毒的一味药，为什么我去这样理解呢？多年前我曾经在皖南见过一位老人，专门用草药给人治病。他自己挖很多毛茛来自己用。我说毛茛不是有毒的吗，你怎么用它呀？他说毛茛没毒啊！

毛茛一般猪是不吃的，作为猪的青饲料，人家采的时候都不采毛茛给猪吃。但是有个地方，我曾见到有人采毛茛给猪吃。我就很好奇问："你怎么采这个东西回家喂猪呢？"

他讲："我家那个猪吃它。"

毛茛新鲜时只是发疱剂，如果放在水里面煮熟了，或者放在水里面一沤，它根本就不发疱。这是新鲜时有毒，干了无毒的例子。

王老师　讲毛茛你们可能还不清楚，我再讲一味药你就清楚了。威灵仙，大家都知道吧？

威灵仙的叶子捶碎外敷也会发疱。有人用它的液体治疗咽喉疼痛、扁桃体炎。当时有位对草药非常感兴趣的师傅，说这个药他不敢用。

我说："你为什么不敢用呢？"

他说："那个能发疱，我不敢用。"

我说："经过煎煮出来的液体就没有毒性了。"但他始终不敢用。

在这次资源普查过程中，凤阳县有位老师，扛了一捆从野外采的威灵仙，脖子上碰到威灵仙的皮肤都红了。威灵仙是一种发疱剂，但是在服用威灵仙的时候还有毒吗？没毒了，因为经过煎煮了。威灵仙也是《神农本草经》中的一味药，叫作什么呢？叫作蔓椒。"味苦，温。主风寒湿痹，历节疼。除四肢厥气，膝痛"。这个功效你看很准确。

余老师　我有个问题，威灵仙药用是用根，还是用苗和茎叶呢？我们习惯用根，很少用苗和茎叶。

王老师　它的根、苗、茎同样有发疱作用。

余老师　如果入药，叶和茎的效果怎样？

王老师　入药以根为好，根生长多年而储藏丰富；叶和茎当年生，当年枯，不会在里面储藏多少有药效的东西。

任何一个植物选择它的药用部位，往往选择它储藏最丰富的地方。所有的中药，统计一下就会发现，根和种子最多。这也恰恰是植物最想保护的部位，我们也最想利用这些部位来发挥作用。

王老师　刚才我们讲到新鲜的时候有毒，干时则无毒。大戟科植物刚才讲了狼毒，还有一种泽漆（图3-12），这种植物在《神农本草经》中又是一味好药。一般人认为它有毒而不敢用它。

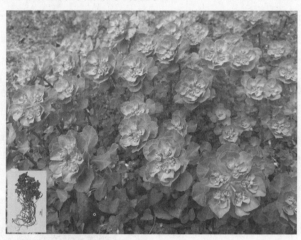

图 3-12　泽漆

《神农本草经》谓其："味苦，微寒。主皮肤热，大腹水气，四肢面目浮肿（它主要是利水的），丈夫阴气不足（就是男人啊，阴气不足，那还有壮阳、滋补的作用呢）。"所以泽漆是这样的功效，看起来也是一味好药，后来不太用了，不敢用了。实际上它就是新鲜的时候乳汁多。

有一次上课前我想尝尝泽漆，学生不让我尝。他说泽漆吃了以后刺激嗓子很厉害，你马上要上课了不能尝它。这是去年的事情，到现在我还没有机会尝它。它新鲜时的乳汁，对人的刺激性比较大，但是干了以后，就没有什么毒性了。这是泽漆。

刚才我们讲的狼毒、泽漆是一类东西。下面还有一味药更典型了。

余老师　等一下啊！我们小时候把泽漆新鲜的乳汁擦到皮肤上，皮肤就会肿起来。

王老师 那是新鲜的啊，有皮肤刺激性啊。我讲的是新鲜的时候有毒，干的时候就没毒了。

余老师 这个药治疗肝癌腹水有效，因为担心毒性问题，一直不敢用，我真不敢用。

王老师 干的无毒了，你可以试着用。那时候我刚学中医，记得有一次，家乡有位老太太，她告诉我泽漆是味好药。她遇到大肿毒，用泽漆熬水给人喝，没事，效果很好！那个量也不是十克二十克。所以，你可以从少量开始试一试，没关系。这就是我讲的一种理。

王老师 还有一味本草，可能现在也是被忽视的一种药——"漆树"。漆树呢，可以导致部分人过敏，例如走到树下面或者碰一点树叶以后全身就痒起来了，肿起来了。

要知道漆树在《神农本草经》中也是一味好药，是上经的药，给它取的名字叫"干漆"。注意啊，不是"鲜漆"，不是"生漆"，是"干漆"（图3-13）！把它乳汁取出来以后，干燥了用，那就没有毒了。"味辛，温。主绝伤。补中，续筋骨，填髓脑，安五脏，五缓六急，风寒湿痹。久服轻身耐老"。你看多好的一味药啊。

干漆，新鲜的时候用有人容易过敏、干了根本没事了，是味好药。但过敏者以不服为宜。

通过以上的介绍，我们知道对鲜药和干药要有个正确的理解。这就是植物，新鲜的时候，它是要防身的，干了就不存在防身的问题了。

余老师 这个话题非常好，进一步加深了我们对毒性是药物自身防御作用的理解。您讲的毛茛、狼毒、泽漆和干漆，都是很好的药，却因为担心毒性的问题，临床上一直不敢用。今天的这些谈话内容，对我们临床医生大有益处，谢谢！

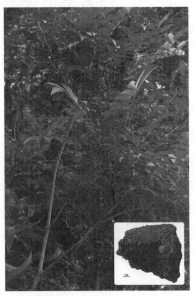

图3-13 干漆

五、细辛屡次受人欺

王老师 接下来我们再谈第五个问题——细辛。它历来受了很多冤屈。第一个冤屈是什么时候产生的呢?

《神农本草经》上面细辛也是一味上品药:"味辛,温。主咳逆,头痛脑动,百节拘挛,风湿痹痛,死肌。久服明目,利九窍,轻身长年。"这是细辛(图3-14)。

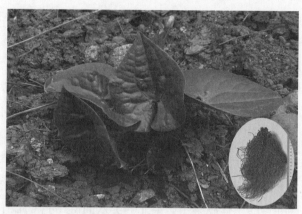

图3-14 细辛

细辛确实是味好药。20世纪70年代中期,我随师学中医时,细辛药材非常紧缺。他最喜欢用细辛,用量至少是三钱到五钱。细辛的效果特别好,尤其是治疗腰部疼痛,离不了细辛。

由于陈承有个《本草别说》,它上面记载了一件事,使得细辛在过去的几百年中被大家误解。他上面怎么讲呢?他讲"细辛若单用末"(就是那个粉末,细辛研成的粉),"不可过半钱匕"(用钱币来量取它,不能超过半钱匕),"多即气闷塞不通者死"(就是用多了容易使人气闷塞不通,导致人死亡),"虽死无伤"(虽然这个人被细辛闭塞死了,却查不出来伤),"近年关中或用此毒人者,闻平凉狱中尝治此"(就是有人用这个来毒人),"故不可不记,非本有毒"(不是这个细辛本身有毒),"但以不识多寡之用,因以有此"(他说不是细辛有毒,而是不知道用多、用少,多寡导致这样的情况)。

陈承这样记载是实事,因为细辛,大家知道,味道特别辛辣,若放一撮细辛粉末到口腔里面,肯定是受不了的!但是细辛药用时不是在嘴里面嚼,而是煎出汁后饮。所以它其实是无毒的，只是一种刺激。它把人呛死了，那是毒死了吗？那不是！这是细辛第一次被冤枉。

后来有人就讲：细辛不过钱，过钱就要毒死人。哪是这回事呢？它是粉末不能吞太多，而不是讲细辛煎汁也不能超过一钱。这就误解了近千年，是对细辛的第一个误解。

细辛被误解了以后量就不敢用大，效果就差了，该治病的时候治不了病，该救人的时候救不了人，这是细辛使用过程中的一个悲剧。

第二，随着细辛资源的利用，大家用得比较多了，后来细辛缺乏了。缺乏了，有人就想出一个办法：细辛的资源太少了，原来用根，根太少了，我们是不是连叶子一道用了？

细辛的根能用，叶子为什么不能用呢？叶子如果能用，细辛的资源就多了，这样就能够多治一些患者了！这种想法是挺好的，但是用下去以后，却发生了问题！

《药典》有一段时间规定细辛用全草，那全草就包括根、叶。但是用了一些年以后，发现用细辛的叶子出问题了，给人抓住把柄了！抓住一个什么把柄呢？就是马兜铃酸事件出来了。东北的关木通是马兜铃属植物，出事了，引起肾衰竭，毒死人了；广西的广防己也是马兜铃属的，结果又出了一个事件。这样，马兜铃酸闹得沸沸扬扬！哪些植物里面含马兜铃酸呢？只要是马兜铃科的植物里面都含。马兜铃属植物含，这个细辛属植物也含。细辛是细辛属植物，这样一来细辛又受了一次冤枉。大家认为细辛里面含马兜铃酸，有毒！香港有一段时间禁止使用细辛。

2014年我到澳大利亚，那里也禁止用细辛。他们认为有马兜铃酸的就有毒，不能用，是毒药。细辛竟成了毒药。实际上，后来经过一段时间，一些科研人员做了一些实验来证实细辛到底有毒还是无毒。最后发现了一个大问题：在细辛的叶子里面，确实有马兜铃酸，并且含量还不低，但是细辛的根里面几乎不含马兜铃酸。

经过这么一折腾，《药典》又把细辛改成用根不再用全草了。细辛有毒的冤屈也洗脱了。但是人们的内心还认为细辛有毒。这是细辛第二次蒙冤——认为它含马兜铃酸、有毒。

实际上我们古人够聪明的了，够有智慧的了，那个时代就知道细辛要用根，不能用叶！而后来人把叶子加进去，结果又走了一段弯路。所以我们现在想改变古人的东西，要真正做好了以后，确定有道理以后才能改，不能想改就改！古人是经过几千年验证的，你突然想干什么就干什么，这不合理。这是细辛，大家对于细辛还有什么想问的问题？

余老师 细辛的根外用怎么样啊？

王老师 两个方面：如果黏膜太娇嫩之处不宜用，因为它刺激性太强；如果皮肤厚一点那没有关系。它的关键是刺激皮肤。你要加一点香窜呢，那好，我给你讲另一味药，与细辛相似的不是有个杜衡吗？杜衡（图3-15）啊，没听说过？就是习惯称为"马蹄香"的一味药。

余老师 马蹄香听说过。

王老师 杜衡，这一类药很香。细辛是辛，它的味道内藏，你只能尝出来而闻不出来。这是因为细辛分布在北方，生长于高山，味道内藏，而南来的细辛属植物，香味就往外跑了。杜衡特别香，叶子像马蹄一样的，所以叫"马蹄香"，包括杜衡和小叶马蹄香这一类植物。

我们安徽有个地方叫安庆，原来有个老字号的药厂叫余良卿膏药厂，生产橡皮膏。这个橡皮膏，人体哪里肿或者酸痛啊，贴一张就可以减轻不少、舒服不少。这个橡皮膏里就用了香窜的马蹄香，把马蹄香放在里面对这个酸痛的止痛效果很好。所以你说加一点儿细辛，我觉得不妨，用马蹄香也可以；如果外用，马蹄香的香窜能力更强。

余老师 在干货市场，有一种调料跟细辛长得非常相似，也是根。虽然它和细辛长得非常像，但是嚼起来不麻。

王老师 细辛麻。而杜衡这类呢，不太麻，它主要是香，带一点苦。

余老师 您能谈谈细辛的伪品有哪些吗？细辛掺假一般掺什么东西呢？

王老师 细辛这味药啊，它在历史上一直经常有冒充的，因为它的根又细又辛。如果这

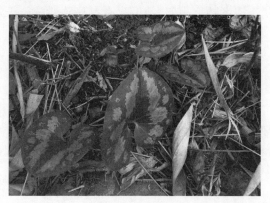

图3-15　杜衡

根是细的，又特别香，与徐长卿有关系。徐长卿就是香而不麻。如果细辛的价格比徐长卿高，就有可能用徐长卿冒充。

余老师 临床上需要使用细辛的地方很多，但也因为担心它是否有毒，一直不敢放开来用，一般用量也就在 10 克以内，疗效虽有，却大打折扣。今天听您的一番讲解，大家对细辛在临床的运用就更有信心了，谢谢您！

六、救救乌头与附子

知识储备 毛茛科植物乌头，栽培了以后，形成两种药，一称"川乌"，一称"附子"，两者是同种同部位入药，只是生长阶段不同。野生乌头的块根是另一味药——"草乌"。乌头属植物中，还有一味"天雄"，一直难以确定是哪种植物。以前与"乌头""附子"混称。现在通过考证，王教授认为是乌头属生长在高山上的"铁棒锤"或"雪上一枝蒿"的块根。在学习此节时，一定要分清植物名乌头和中药乌头或川乌，不要混淆。

王老师 好，我们下面再讲一个话题，可能是大家一时都想不到的话题，就是救救乌头与附子！为什么我谈救救它们呢？它们在喊救命啊！乌头喊救命，附子也在喊救命。

它们已经被折腾的遍体鳞伤，正常的功效都没办法发挥了。原因是我们现在完全不理解《神农本草经》是怎么说的，就把它折腾的一塌糊涂！这个责任不在现在，而是从宋代甚至更早就已经存在了。现在只不过是延续，这个话题我们要从源头说起。

王老师 首先，我们来看看乌头、附子、天雄，都是《神农本草经》里面的药。这三味药实际上是同一种植物的根，都是乌头的根。它们都来自同一个部位，这种同植物同部位作三种药应用的现象在整个本草中是绝无仅有的！只有植物乌头是这样用的。

乌头为什么同一植物体的同一药用部位能形成功效不同的三味本草？奥秘在哪里？尽管是同种植物同一部位入药，都是辛温的。我念一下《神农本草经》对这三味药的记载。

乌头"主中风，恶风洗洗出汗。除寒湿痹，咳逆上气，破积聚寒热"。这是乌头！

附子"主风寒咳逆邪气。温中，金创，破癥坚积聚，血瘕，寒湿，踒躄，拘挛膝痛不能行步"。附子的功效比乌头更强一点。

天雄"主大风，寒湿痹，历节痛，拘挛缓急。破积聚邪气，金创，强筋骨，轻身健行"。它不仅有上面的总体功效，还有一种强壮的作用。

这三味药的功效似乎是一步一步在加强，但是现在主要用的只一味附子，乌头用的不太多。乌头往往在祛风湿的时候兼用以止痛，其他时候用到乌头则很少。实际上乌头"主中风，恶风洗洗出汗。除寒湿痹，咳逆上气，破积聚寒热"，是这样的一味药！那为什么它的功效现在发挥不了呢？

这一点如果我们来看看乌头、附子现在是什么时候采，就能明白很多问题了。

王老师 乌头、附子现在变成什么了呢？变成了家栽，家栽的主产地是在四川的江油。栽培以后，改变了方法，采取高山育苗。然后移到低坝栽培，就是移到比较低的环境下栽培。栽培以后，乌头二月份就出苗了，乌头抗寒能力特别强，二月份就能出苗。

首先，栽培后它肥料足。其次，生长环境温度高，光照充足，促使乌头快速生长发育。

野生乌头都是长在高寒的地方，夏天温度都很低，不超过30℃，把它移栽下来以后，温度很快就上来了。在山上的乌头呢，一直要长到秋天、冬天，冬初它才开花，下面的块根才能长好。到了低海拔的地方，天气热，肥料又多，吃饱了，喝足了，很快就养肥了。养肥了，到什么时候就充分了呢？到六月份，阳历六月份。如果不采行不行，让它继续长，不采收，长到秋天不是更大么？不行！因为乌头、附子不耐热，夏天在低海拔的地方活不了，不采，它的块根在地下就烂掉了。

王老师 乌头人工栽培以后产生这么大的变化。夏天喜欢凉爽的植物却把它移到夏天炎热的低海拔环境，它长的虽快，但是功效不一样了。

第一，环境不一样了；第二，收获的季节不一样了。附子本来是冬天采，那时候才成熟。但是现在是夏天采，这样一变，附子的功效全变了。这是其一。其二，我们从采集季节来看，江油通过栽培，六月份采附子的同时也采川乌，边上的附子采下来，当中枯的杆子下面带的那个根，像枯萝卜一样（萝卜结过种子以后下面的枯根），采下来作为川乌头。本草中的川乌和附子就是这样形成的。

王老师 那我刚才讲的这个题目叫"救救乌头与附子"。我们来简单谈谈它为什么喊救命？

《神农本草经》之后有一本书叫《名医别录》，上面有两句话，讲的很简单："春采为乌头，冬采为附子。"就是春天采的叫乌头，冬天采的叫附子。大家看看，采集季节反掉了！不管是冬天还是春天，现在都变成夏天采。

那我们谈谈为什么这样不行！乌头不耐热而耐寒，所以它一直分布在青藏高原的高山上面。山顶上长的那一种叫雪上一枝蒿，长在海拔四五千米的地方，那个我认为就是《神农本草经》中所讲的天雄。雪上一枝蒿就是天雄，而这个附子、乌头呢，可以长到青藏高原四五千米高的地方，也可以分布到东北，往南去呢，就必须在一两千米的山上才能生长。它们怕热而不怕冷。

有一年十月底，我去登泰山，山顶上已经开始上冻了，很冷了，上面植物的地上部分全枯了，却看到乌头花正在盛开，碧蓝色的花开得很漂亮。一般的草全枯了，而乌头还在开花，这个时候乌头下面的块根才充分的成熟。

注意啊，到了冬天乌头的块根才成熟，这时成熟的块根才被《神农本草经》选作"附子"。

王老师 那附子的作用是什么呢？大家想想，附子是在冬天到来之前把营养储藏充足，然后准备过冬的。冬天地下冷啊，零下几十度，它能抗过去，不怕冷，这时候储藏的物质是抗寒的。第二年早春它最先发芽，而且经过一个冬天的转化，二月就能出土。这就是附子，它储备的养料是为了抗寒过冬，以及第二年萌发用的，是干这个用的！我们明白了这些以后，就看出一个问题了。现在的附子夏天收获，和附子在自然状态下生长到秋冬再采摘，是截然不同的！只有到秋天，才会想到准备一些抗寒的衣服呀！而现在栽培的附子，刚过春天，要到夏天了，正准备脱衣服过夏了，这时候你把它采上来，能够有温中的作用吗？附子生产过程中季节全反了，它怎么能有效呢？这是一个大问题啊！

王老师 第二个大问题。讲到乌头，它为什么也喊救命呢？

乌头在《名医别录》上讲是春天采。春天乌头的块根刚露头出苗，这时候它有升发的能量，正好用于春暖花开赶快生长。它的力量是充足的，升发之气是强的，所处的季节是合适的，这时是乌头效果最强的季节。现在栽培的川乌是六月份采，就剩下一个枯头子了，还有力量吗？

我在与学生聊天时谈到一个问题，附子就相当于什么呢？相当于一个学生，整个学业学完了，精神抖擞的准备去参加工作了，具体什么工作他还不知道，但是现在已经准备充足了。这就是附子，它有那个能力去适应环境。而乌头呢，相当于已经固定在一个工作环境，准备去适应环境，做好工作，这就是春天的乌头。乌头枯时采集，就相当于一个人已经工作到退休了，全身的力气使完了，已经老朽了，它还有多大的力量啊？

这就是乌头喊救命，附子也喊救命的道理。

王老师 大家听到我这个呼吁，可能都要沉思了，都要想问题了！我们都在用乌头、附子，最起码在用附子。经你这么一讲，我们怎么用呀？这确实是一个大问题！

乌头还好一些，现在大家反正用得不多，但是附子用的很多！实际上我们要把这个问题展开理解，既难又不难。难的是我们要让所有人真正认识到这个问题。附子的产业已经很大了，怎么来纠正呢？这也是个问题。那不难呢，就是简单的一句话：回归自然就是真！要回归到自然，它就是好药，根本不要人为的这么多东西。就是这么简单的一个道理。

王老师 好！我们来谈谈如何解决这个难题，或者我们把相关的问题理解一下。

乌头采取栽培，夏天采收肯定功效不好，如果能春天采待萌芽或刚萌芽的块根作为乌头，这是最好的。解决乌头质量是第一个问题，应该不难，春天去采乌头。

而秋天、冬天采附子，在江油和汉中这些地方栽培的附子，肯定不行。因为它是在低处栽培，而低处乌头夏天活不了，它无法生长到秋天。但是在四川凉山州布拖县栽，就可以秋天采，因为高海拔，产量虽然小一点，但是这个附子应该是真正的好附子！这是从产地上来看。

从生产的模式和方式上来看，附子应该选西昌栽培，因为收获的季节是秋天！秋天，附子已经准备了过冬抗寒的物质而不是抗夏的物质！

另外，现在的附子加工存在很大的问题。附子加工首先夏天如果不用胆巴泡，它就要烂掉。所以采下来的泥附子都要经过胆巴泡。500克泥附子最后能泡出 800 克的盐附子。这样就是 500 克泥附子要增加 300 克盐（胆巴）。

这种东西泡那么长时间，对药性会没有影响吗？盐附子或者经过胆巴泡的，有的经过煎、煮、晒、烤，最后白附片还要经过硫熏。这一系列的过程，使附子的功效受到了一定的影响。

现在的白附片、黑顺片，尝起来已经没有麻舌的感觉了。附子经过这么一折腾，功效可想而知。

大家可能知道吧，很多扶阳学派的人都喜欢用附子，往往附子用量 10 克、20 克根本没有效了；30 克、50 克还没有效；100 克、200 克还不过瘾；用量最大的达到 500 克。所以当时我就一句话，很不客气的一句话，我说："500克一剂药，当饭吃啊！一餐饭也吃不到 500 克的米吧？"我说了以后学生责怪我："你怎么这样讲呢？"

实际上不能怪医生，是药没效了！所以现在四川、陕西汉中和云南等地的人，才能把它当作冬天滋补的食品，熬汤来一家人享用。它本身就是个营养品嘛，根本不是药了！

所以乌头、附子这样讲起来，大家就知道了，它功效还保持了几何？这是个很大很大的问题，很大很大的问题啊！

王老师 另外，还有个问题，我们要回归一下，看看《伤寒论》中对附子是怎么描述的。《伤寒论》用附子往往是 1～3 枚。如果是回阳救逆，只用 1 枚，并且是什么？是生附子。

如果温经止痛，用炮附子，可以用 2～3 枚，并且要切成 8 片或者几片。炮附子实际上是经过高温了，它的毒性已经减弱很多了，几乎没有毒性了，留下来的是一些止痛的物质。

这个生附子中的植物防御物质没遭到破坏，所以不能大量用，只能用 1 枚，并且使用时要配上干姜。干姜本身能减弱它的毒性，再加上煎煮的时间也要加长！

王老师 附子切制时要切薄一点，那薄一点的道理是什么呢？就是它能够煎透！赵汝能先生是兰州大学药学系的老教授，多年前他和我讲的故事，我经常和学生讲。他说乌头和附子，在切片的时候是纵切。

纵切啊！那一刀一刀都是纵向的，从芽到根，注意到了吗？它是纵向的，不是横切。有的人也许会说，这个乌头、附子，不管是纵切、横切不是一样的嘛？

他说实际上不一样，已经有人做过实验，发现乌头、附子不同部位的成分含量不同，有的地方高，有的地方低。这就说明了乌头、附子在药用时，如果随便横切，发芽一端和长根的另一端在每服药中不均匀，毒性大小就不同。毒性大的甚至会发生医疗事故，而另外一部分说不定就无效。

那个老先生讲了这样一句很感人的话，他说："你不要小看乌头切制时这一刀。这一刀是我国古人经过了几千年，用多少条生命代价换来的经验！"这就告诉我们，在加工过程中的一些小窍门及实践中的经验，实际上是用生命换来的！

另外，古代张仲景用附子时，还要去皮，要把黑皮除掉，因为那外面的皮有毒。附子和乌头的话题，我们就讲这么多，但问题看起来已经比较大了。附子和乌头的问题是我今天讲的最大的问题，也是应该引起大家深思的一个问题。怎样妥善解决好这个问题？怎样来救救乌头和附子？乌头、附子不仅受冤，现在还把它们的手腿都捆起来治病，多冤屈啊！

余老师 问两个问题哦！你刚说雪上一枝蒿就是乌头，我在太白山上采过雪上一枝蒿，那个苗的样子啊和这个乌头苗的样子不一样，植物的形态也不一样，这是一个问题。第二个，它的根很小，只有小指头那么大点儿。

王老师 您到太白山去过一次，太白山那个雪上一枝蒿是这种情况。雪上一枝蒿和铁棒锤都是乌头属植物，与乌头不是同一种。在云南，一直到陕西这一带高山上面都有。专门研究植物的人说，这两类植物，互相是交叉的，在本草来源上是互相交叉的。一些种在高山上，根本分辨不清，实际上是过渡的。

我为什么会考虑到铁棒锤就是天雄呢？因为天雄古代一直说是乌头块根中的独根，并且比较长，这在乌头里面从来见不到。古代文献中说，从乌头块根中找出这样形态的就是天雄，你从哪里找去？找不到，如何用药？无药源，古代记载的天雄还有用吗？

20世纪80年代，我到云南，有人拿了一个雪上一枝蒿的药材，块根很长，大概有五六寸长，带一点红皮，一看它的根，我就感觉像天雄。天雄这个药一直找不到，我说这个可能就是天雄。后来对整个《神农本草经》药物考证以后，我就初步确定是天雄。

天雄如果是雪上一枝蒿或铁棒锤，因为分布地区海拔比较高，上面的苗不一定很大，种类很多，不是一个种。如宣威乌头、铁棒锤，还有其他的种类。

这类高山上的，它的根长得比较深。植物越是长在寒冷的地方，因为要度过漫长的冬天，生长的季节越短，越是需要储藏，不储藏无法过冬，第二年也没办法继续生长。所以雪上一枝蒿、铁棒锤比低海拔的乌头、草乌这些植物的根要长、储藏要多。根据这个道理，从低海拔到高海拔植物储藏逐渐增多，这样我就想到天雄就是铁棒锤这一类。

余老师　那铁棒锤毒性很大啊，非常大！

王老师　毒性非常大，就久煎呗！花工夫煎，用量控制好，不就行了嘛！或者采取炮制的办法。这天雄啊，实际上用这一类药不是要用500g，那要毒死多少人啦！实际上一个小的，就能好几个人用，真正好药不在量大呀！

余老师　金牛七听说过没有？

王老师　哦，金牛七？在不同的地方它有不同的称谓。在陕西，就把很多民间的药都称为"七"。陕西就有专门介绍秦岭的七类药物，毛水龙先生曾编写了《秦岭七药》，还送给我一本。

余老师　您今天的谈话内容，听起来感到非常沉重。乌头、附子与天雄，这三味药如果真如您所讲的这样，那对于我们所有中医人士来说，都是一个沉重的话题。药材的人工培植，在产量上的确提高了，但在疗效上确实有些改变。我想不仅仅是附子、乌头和天雄，其他所有人工培植的药，或多或少都存在类似的问题。中医要发展，就需要对现代种植的中药进行研究，并和传统的野生中药进行比对。事实上，人工种植的附子在临床中也有一定的疗效，具体和高山上野生的差异有多大，这就需要进一步研究，才能更好地指导临床医生。谢谢您精彩的分享，我们接下来继续下一个话题！

七、正确对待肝肾毒

王老师　现在中药的毒性是人们比较关注的，尤其是有肝毒和肾毒的药，我们如何来对待？中药毒性问题第一次引起我的重视，并且留下深刻印象的是鉴定两起医疗事故。这两起医疗事故都是发生在农村。

第一起医疗事故的患者，大概是得了风湿病，找了一位医生给他看。医生当时身边没有纸，就伸手从口袋里拿个香烟盒子出来。把那纸撕开，开了一个处方，里面有味关木通。那时候开的就是木通啊，药房付的是关木通。

结果患者回家吃了以后不舒服，就告诉了医生。这位医生不知关木通有毒，把药量减少让患者再服几剂试试看。结果就这么一治疗，最后患者肾衰竭。

这就是关木通，确确实实很厉害的一味药，它里面含有马兜铃酸，现在是代木通用的。实际上关木通本身是无品的药，是冒充木通来用的，所以《神农本草经》根本不收录它。它钻进来冒充木通干了件大坏事。这就是"关木通事件"。

还有一味药是黄药子。有个老太太带着女儿找医生看病。这个老先生给老妇人看好之后，回过头看看她女儿："呦，你的脖子好像粗了一点，我给你开点药啊！"她说："你开就开吧。"结果就开了黄药子，开多少呢？开两斤，就是1000克，他说："你回家慢慢服吧，每天几十克，你服吧。"结果这个女孩子回家服了一段时间后，觉得身体很不舒服，一检查，是肝坏死！那时黄药子已经有很多中毒的报道了，但有些医生没注意，没有积累这些经验，才导致了这样的事故。这两个药确确实实是有害的！

王老师 黄药子这味药很奇怪，奇怪在什么地方呢？黄药子和山药、萆薢在植物分类上是同科的，并且还是同一个属，亲缘关系非常近。

《神农本草经》选了这一类药的两味，第一味是山药，也就是薯蓣；第二味是萆薢。这两味药选了，但是《神农本草经》就是不选黄药子。神农为什么这样选呢？

注意一下，这一类药中，山药的根（实际是根状茎）直着往下长，并且味甘，肉能吃；而萆薢呢，根状茎横着长，木质，很坚硬，嚼不动，里面纤维很多。这横着长的能用，直着长的也能用；直着长的能补，横着长的能祛风湿。就是黄药子这种长成团块状，靠近地面的不能用。

就是刚才我们讲了一个道理：植物的毒性是防身术，横着长是硬的，动物啃不动，不容易被伤害，就不藏毒了，藏毒自己还要防。这直着往下长，藏得很深，动物吃不到，藏毒干什么呢？自己还要防，所以它也没有毒。靠着地面长的、呈圆球状的、动物最容易伤害的，就藏上了毒，人吃了它，患上了肝坏死，这就是聪明的植物。我们人要比它更有智慧，因此必须选好本草的种类。

王老师 所以，肝肾毒应该重视，但也不要草木皆兵。我们可以凭借经验：中医用了几千年到底出现没出现过这样的问题，如果出现过，我们要引以为戒；如果从来没有出现过，我们要提高警惕。

《神农本草经》没记载的药，民间效果很好但是毒性也很大的药，我们要留神，要慎重，防止出事。像民间用的雷公藤、昆明山海棠，还有钩吻（断肠草）啦，要使用就得特别慎重！

不要草木皆兵，也不要唯成分论。我们需要在传承古人经验的基础上，对各方面，包括采集、加工、用量等，综合考虑以后再用，这样才能够做到心中有数。今天有毒的本草我就讲这么多，大家还有什么问题需要交流的？

余老师 请教两个问题，马钱子和木鳖子（图3-16、图3-17）这两味药。

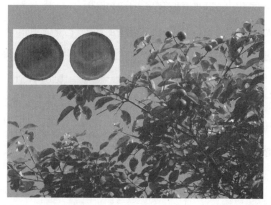

图3-16 马钱子

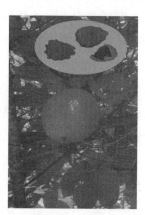

图3-17 木鳖子

王老师 马钱子和木鳖子。马钱子是有大毒的，而木鳖子是无毒的。木鳖子是葫芦科植物，与西瓜、瓜蒌（图3-18）同科，没有毒。两者只是形态上相似而已，但马钱子是有大毒的！

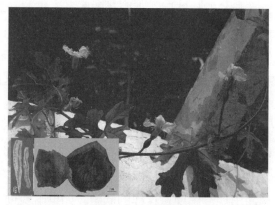

图3-18 瓜蒌

余老师 马钱子入汤剂的话，毒性怎么破坏呢？

王老师 马钱子的毒性你们怎么处理？说来听听。

余老师 有几个用法：第一就是用水泡，泡过之后用油炸，炸成焦黄色，炸鼓起来，然后把它捣碎，打成散剂，可以作丸药。第二是用沙炒。

王老师 对，用沙炒。实际上是几个问题，去马钱子的毒性有两个关键的技术。第一个是去皮，那个皮很薄的，一定要一个一个把它撕掉。你去皮了吗？

余老师 去了，我们都试过，两种方法都试过。

王老师 哦，两种方法都试过，一定要去皮！湖北咸宁市，有个麻塘风湿病医院，是我的一个学生家里开的专科医院。我到她家做客，转了一圈，看到药房里，堆的一麻袋一麻袋的马钱子，并且尝了他们炮制的马钱子粉。一开始我有点迟疑，他们说："你尝尝没有事。"给我尝了一点儿马钱子粉，褐色的，很苦，但是服少量没毒。

马钱子加工的过程要去皮！哪怕以前去皮很困难，要用手一个一个地剥皮，也要把皮去干净，这是必须经过的一道工序。他们当时也做了实验，给小猫、小狗吃，看看吃了这个皮以后的毒性是不是很大？现在这家医院能做药理实验。

第二个，油炸或者炒，经过高温处理去毒。去皮、高温，刚才我们不是讲了乌头也是要去皮的嘛！这个皮也就是生物防御的第一道防线。

你再了解一下半夏，那个针晶束是不是就在边缘比较多，而越到里面就越少了。

种子都是需要防御的，有的采取硬壳，像板栗、桃核、杏核，这些是用物理方式来防御，动物啃不动，就是物理防御。有的是化学防御，像马钱子就是这种，你吃吧，吃了我叫你吃不了兜着走，这就是它具备的毒性。

余老师 马钱子的毒对五脏有没有损害？肝、肾好像没有什么损害。它只有肌肉僵直、四肢抖动的副作用，但是对这个脏腑好像没有损害。

王老师 关于马钱子的具体毒性，我现在还没有办法给你答案，因为我没深入探讨过它。马钱子，从全国来看，确确实实有很多人把它当作好药在用。而这个麻塘风湿病医院呢，他们祖传了好几代，由一位御医传下来的。御医把他看家的本领传给镇氏家族，他们一直用这个方法治疗了很多患者。

马钱子的产地不是中原，是热带的药材，在《神农本草经》时代并没有收载它，不属于365品当中的一品。这一味药到底能不能入品，我暂时不好说。它的毒性很大，就看我们能不能驾驭它；若能很好地驾驭它，以后就是下品当中的一味好药，要驾驭不了就很难说。所以马钱子是个暂时打问号的下品药！

再说说何首乌。这味药一直被当作乌须发的良药，但实际它的功效只是李翱通过一个民间故事渲染出来的。何首乌是味品外药，很多人误服之后导致肝细胞坏死，因此临床使用时一定要慎重。

余老师　好，那今天就这样。

王老师　好！谢谢！

余老师　（掌声）

王老师　再见！小年好！马上正月十五了。

第四辑

灵芝演变与发展

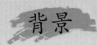

背景

　　2016年3月20日（丙申年二月十二下午3：30～5：40），任之堂主人余浩与安徽中医药大学王德群教授相约，采用微信视频的方式，一道探讨灵芝的演变与发展。

引言

　　引言"灵芝演变与发展"分为八部分：

　　1. 识别灵芝有误区。

　　2. 灵芝家族有多大。

　　3. 灵芝生长分阶段。

　　4. 灵芝为何被神化。

　　5. 六芝是否神农分？

　　6. 灵芝培植促发展。

　　7. 灵芝价值在哪里。

　　8. 回归自然是出路。

王老师 灵芝是一味既古老又现代的本草。古老的原因在于从最早的本草著作《神农本草经》中就有记载，当时不称"灵芝"，称"六芝"，包括赤芝、青芝、白芝、黄芝、紫芝和黑芝。《神农本草经》一直称为"芝"，但此后有很长时间的断代，大家都不知道"芝"是何物。后来出现了很多神话传说，再加上道士们将其作为"神草"，导致灵芝在历史上湮没了很长一段时间。到了 20 世纪 60 年代，通过赤脚医生的普及，大家上山自采、自制、自用中草药，灵芝知识才得以普及，各地的中草药手册才出现了关于灵芝用途的记载。最后《全国中草药汇编》《中药大辞典》《中华本草》陆续编入，但《中国药典》一直到 2000 年才收载灵芝（图 4-1）。

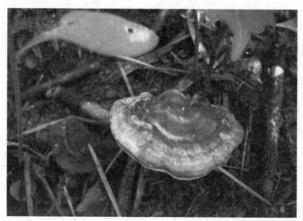

图 4-1　赤芝

为什么《药典》收载灵芝这么迟呢？因为灵芝之前被蒙上了很多不白之冤。灵芝是"神草""瑞草"，功效不明确，并且可以长生不老，所以人们认为这是迷信的、荒诞不经的，不敢用，《药典》也不敢收载。到了 2000 年左右，灵芝已普遍栽培，孢子粉得以利用（破壁以后的孢子粉效果更佳），才使灵芝有了新的生命。所以灵芝既是一味非常古老的药，又是一味非常新的药。

为了厘清这个问题，今天我们的内容分八个方面展开。

第一，识别灵芝有误区。许多人把不是灵芝的其他东西误认为灵芝。

第二，灵芝家族有多大。它的兄弟姐妹或者家族成员大概有多少？

第三，灵芝生长分阶段。灵芝在自然界是怎么产生、怎么发育的？

第四，灵芝为何被神化。历史上确实有一个本草和医学的断代时期，我把它称为"大断代"。在这过程中很多东西被湮没了，所以从《神农本草经》上的药物来看，这种大断代使我们对古代的、神农时代的或者更早的本草和医学一无所知。

第五，**神农为何分六芝**。不是灵芝分六种，那时候只叫"芝"，不带"灵"，只有到明代才称作"灵芝"，写作正体字（我们现在所谓的繁体字）"靈"或"霊"见图4-2。

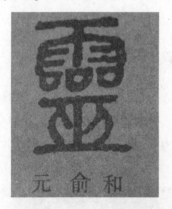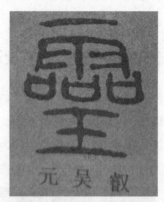

图4-2　灵的古体字

上面一个"雨"字头，中间并排三个"口"，相当于用器皿在盛雨。下面或者写成"巫"，"工"字里面两个"人"跪在那地方求雨、求神；或者写成"王"，这个"王"做好事，是有德之君，天降雨相助。当时天气干旱，老百姓祈求降雨，如果能降雨就是灵验的，给人神奇的感觉。而灵芝确确实实很神奇，到了明代仍然把它当作神奇之物，所以称为"灵芝"。神农时代不叫灵芝，后面我们一步一步来谈。

第六，**灵芝培植促发展**。灵芝近代栽培以后促进了其大发展。如果不栽培，灵芝是否会发展到现在这种程度？

第七，**灵芝价值在哪里**。大家对灵芝的功效、运用已经了解很多，有的临床医生，可能比我了解的还多。我们从最主要的灵芝功效方面来谈一谈它的价值在哪里？

第八，**回归自然是出路**。最后我们谈谈灵芝的生产怎么回归，灵芝的质量怎么提高。

准备从这八个方面给大家介绍。

一、识别灵芝有误区

王老师 在上班期间，经常有人到我办公室去咨询，或者电视台邀请我，帮忙鉴定灵芝。结果发现民间出现了很多不是灵芝的东西。大家都认为，灵芝是个神奇之物，所以经常会有人采到灵芝或见到灵芝，遇到大型的灵芝，或井下长灵芝等，过来向我咨询。民间识别灵芝存在很大误区，其中有几个例子给大家谈一谈。

第一个误区：树舌最易被误认

最常见的一种真菌叫树舌（图4-3），即树上面长的舌头。这种树舌长在树上，也可以长得很大，年代可以很久，形态上有点儿像灵芝。很多人看到后从树上把它采下来，以为是灵芝，认为获得了一个非常稀奇珍贵的药材，打电话给电视台。电视台跟我相约来采访。

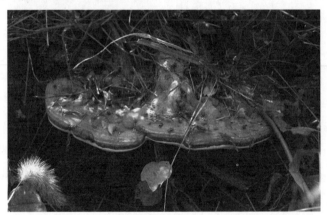

图4-3 树舌

实际上，我们用20个字来理解一下"树舌不是灵芝"。树舌"有灵芝之形"（它和灵芝的形状有点相似），"无灵芝之韵"（它没有灵芝的神韵）。没有灵芝的神韵可以这样理解：

第一，树舌没有柄，贴树生；而灵芝是有细长的柄，并且是从土壤里面生长出来的，或者现在培育的是从菌材里面长出来的。

第二，树舌菌盖缺少光泽。因为灵芝的菌盖上面是彩色的，像油漆一样的，赤色或者紫色；而树舌菌盖上面没有那种彩色，是灰色的，没有油漆样的光泽。

"有灵芝之形，无灵芝之韵，无柄贴树生，菌盖缺光泽"。记住这20个字即能分辨树舌和灵芝。树舌分布很广，运用很少，一般是民间使用，难登大雅之堂，不是常用本草。

树舌在生长年限上与灵芝也不一样。有人讲采到了千年灵芝，实际上不可能！**灵芝古代叫"三秀"。三秀是一年可以长三次，它的生命周期很短。**从地下冒出来，在植物学上叫子实体，长的很好看，其目的是散布里面的孢子粉，使下一代能够繁衍。所以长得很漂亮的身体的目的是播散孢子，播过孢子以后，树林里面阴湿，子实体很快就腐烂了，过了一段时间下雨，地下又冒出新的子实体。所以在温度、湿度适宜的夏天可以长多次，"三秀"名称由此而来。灵芝绝对不会裸露在地表很长时间，到了冬天肯定烂掉，所以**灵芝不是多年生，而树舌是多年生的。**

灵芝长在地下，在地下一定要有树根，而且是腐而不朽的树根，也就是刚刚枯死的植物还没完全朽烂，刚刚开始腐烂，这样的树根里面有供给灵芝生长的营养。譬如树林里有一棵树锯倒后剩下树桩，不能再发芽、长树干了，下面的根开始腐烂的时候可以产生灵芝，而真正朽烂后不会产生灵芝，因为灵芝找不到营养。所以灵芝是一种腐生菌，长在腐烂的木材上面，尤其是根部，现在培育灵芝甚至用锯末都行。而树舌是寄生菌，它生长在活树干上。树舌和灵芝的主要区别见表4-1。

表4-1 灵芝与树舌比较

	灵芝	树舌
年限	当年	多年
生活方式	腐生	寄生
状态	从地下长出	贴树干而生
菌柄	细长	无
菌盖	漆样光泽	无光泽、厚大

第二个误区：对口灵多有传说

还有一种同树舌很相似的，这种东西在文献资料上面未见记载，但是在民间流传很广。某个地方、某家去世老人的棺木摆在地下，需要取出重新埋葬，旧的棺木上面可能长了一个包，这个包被认为是个好东西，叫作"对口灵"，即对着去世的人口唇处长了一个大包，实际上就是真菌。人去世了以后可能体内的湿气、秽气从口中往外喷散，对着腐朽的棺木那边喷散，导致那个地方真菌繁衍，繁衍以后就长出一种瘤状的、像树舌一样的真菌子实体。它能生长多年，若多年以后不把它摘取，也会自行干腐消亡。

人们一旦采到这样的东西以后，将其视作珍贵的物品，认为值很多钱。最近还有一个老人，在他家上代的坟里面采到这样的东西，打电话给电视台。电视台电话咨询我，将情况简要描述给我听。我在电话里回复他，谈了上面这段话。你们可以上网检索一下，像这样的报道比较多。这就是对口灵，实际上没有什么特殊的功效，在药材和本草文献里面几乎找不到经验，却在民间传播很广，我们幼年和少年时在家乡经常听到类似的传说。

第三个误区："太岁"更有奇妙处

还有一种叫作"太岁"（图4-4）。太岁有的称"肉芝"，有的称"肉灵芝"，实际上已经混乱了。

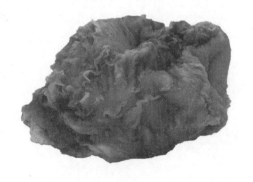

图4-4 太岁

大家可能也听说过太岁吧，有很多神奇的传说：有的说春天过完年，正月里面不能到田间去劳作，如果动了锄头，从地下挖出来一个太岁，很不吉利，赶快回家把太岁埋起来，埋下以后再去找又消失不见了。这个太岁挖出来有时很吓人的，白白的就像小孩手臂一样，还有各种各样的形状。实际上太岁不是真菌，但也不能确定是否是一种黏菌。它可以在地下生长多年，地面没有苗，所以一旦采到，人们非常好奇。

太岁不能真正作为药用，为什么？因为它太稀少了，只能偶尔碰到，因而不能作为一个正常的药源。太岁不是灵芝，是误传为灵芝的东西，呈圆柱状、块状，白色，来源很困难。要讲有功效、能治什么这些都是传说。这是太岁。

第四个误区：井中也能长灵芝

在安徽发现一个比较神奇的现象：在一个农家院内有一口水井，以前打井取水生活，后来有了自来水，井被弃置不用，用井盖盖住封闭。有一天把盖子拿掉，发现从井壁里长出一个枝枝丫丫的东西，当时看到这个东西后觉得非常神奇，就轻轻地采集上来，并把电视台找去采访，结果惊动了中央电视台。中央电视台两次来采访，还问到我们，也请我们一道去了解。待我们仔细观察并把周围的环境了解后，谜底揭开了，这是灵芝，井里面长灵芝。

因为这户农家的院内原来没有覆盖水泥，都是泥土地，铺上水泥后，将院子里栽植的几棵梨树锯掉了，梨树根还在下面，正好原来生长的梨树边的井里面潮湿，根往井里面长。锯倒后的梨树树根腐烂了适合灵芝生长，灵芝的孢子落在上面长出子实体，生长出来没人动它，死而不枯的灵芝继续挂在井壁上，然后井壁砖头上的灵芝菌丝第二年又开始长，第三年又可以长一点。这样灵芝生长了多年，但因井口密闭致井内缺少氧气，长不好，始终没有菌盖，只有小手指大小。所以灵芝需要合适的光、水、氧气才能够正常生长。

第五个误区：云芝、灵芝易混淆

以上是与灵芝容易混淆的几个误区。还有一种现在用的相对比较多的，叫云芝（图4-5），它长在树干上，一层一层，和木耳一样的，但是和木耳的质地不同。木耳是软的，它是硬的。它一层一层的在树上能长成片，很好看，呈云彩状，但是光泽不显著，长得一堆一堆的。这种云芝同灵芝有几点区别：

第一，云芝直接从树桩或树干的表面长出来；而灵芝是从地下长出来。但两者都是腐生的，云芝生长在腐朽死亡的树表面。

第二，灵芝有细长的柄；云芝没有。

第三，灵芝的菌盖有光泽，一般是单个的；云芝菌盖没有光泽，且堆积多层。

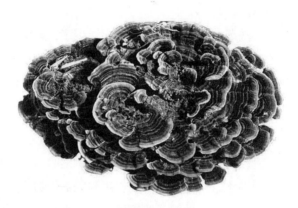

图4-5　云芝

云芝现在的用处也挺多。刚才我围绕灵芝识别的误区谈了五点，举了一些例子，大家是否有问题？

余老师　您刚才讲土里挖出来的白色的芝是什么东西？

王老师　太岁，太上皇的"太"，万岁的"岁"。你们那里听说过这个东西吗？

余老师　我没听说过。"太岁头上动土"是这个东西吗？

王老师　对，就是这样的，俗语有"太岁头上动土"。

余老师　通过您精彩的讲解，我们明白了目前市面上很多称为灵芝并高价出售的，其实都不属于灵芝，它们也没有宣传中讲的那么多神奇的功效。您的这个讲解对大多数人而言，可以称为灵芝的扫盲教育啊！收获很大，接下来我们继续分享下一个部分。

二、灵芝家族有多大

王老师　第二个问题，灵芝家族有多大？只有了解其家族才能理解《神农本草经》中六芝的来源，以及现在的灵芝和古代的六芝之间有何关系？

灵芝类真菌全世界大约有 200 种，中国有 100 多种，分布最广的是赤芝，其次是紫芝（图4-6），另外还有松杉灵芝、薄树芝，其他种分布范围较窄。其中赤芝的产量最大。松杉灵芝分布在北方的中温带。譬如我国的东北及日本、韩国这一带地区均盛产松杉灵芝，而人工培育的松杉灵芝也大多来自这些地区。如果从人工培植产量上比较，第一是赤芝，第二是松杉灵芝。紫芝野生的不多，我们在野外很难采到，在市场上不容易发现，有时难以辨认。其分布也是在偏东南的浙江、福建等几个省，产量很小。另外，薄树芝偶尔应用。所以灵芝类真菌虽然在中国有 100 多种，但真正利用起来的、比较常见的是赤芝和紫芝，其他的很多种都是在民间应用。因此，抓住了赤芝就解决了主要问题。

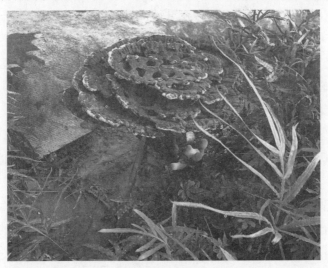

图4-6　紫芝

现代的本草文献，如《中药大辞典》《中华本草》《中药学》，以及《中国药典》收载的灵芝主要来源于赤芝与紫芝。实际上主要是赤芝，紫芝不多。所以我们现在谈到灵芝，是以赤芝为主体，紫芝少见，培育的可能还有松杉灵芝，主要是这三个来源。其他的均是一些杂牌部队，算不上正规部队，这样理解灵芝就简单了。有这样的概念以后，我们回过头再来看《神农本草经》的六芝。实际上《神农本草经》时代也认识到了这个问题，它解决得挺好，后面我们再谈。

培植的灵芝有多少种呢？赤芝是最主要的；松杉灵芝在韩国、日本、中国台湾也有培育；紫芝、薄树芝也有一定产量。灵芝的生产是这样的情况。赤芝古代的记载主要是《本草图经》："赤芝生霍山。"霍山是指大别山主峰地区。

灵芝的分布特点：这个属的植物在我国主要分布在北纬25°～45°。25°就是北回归线以北，45°要到吉林左右，大概在这个范围。松杉灵芝在东北地区是优势品种。赤芝向北分布越不过吉林，当然那边不是盛产。赤芝在黄河流域是优势品种，黄河流域如河南全省、安徽的北部及湖北的西北部。再往南去是紫芝的分布区，现在见到的标本只在浙江、江西、湖南、广西、福建、海南等地能采到，其他地方不常见。

王老师　大别山盛产赤芝，那我们接着谈谈大别山。大别山是安徽、湖北和河南三省交界的一座山。这个山很特殊，它处在北纬30°～32°。这个纬度在整个地球上都是个神秘带，可以出现很多很多东西。

为什么叫大别山？因为它又大又特别。它的东部、周围都是平原、丘陵，在中间冒出一个山脉，就和你们湖北十堰的武当山一样。安徽、湖北东部的大别山地域比较特殊，霍山就在大别山的中心，气候比较适宜。大别山区的真菌类药材品种繁多。

大别山区的灵芝特别多，现在也是培育灵芝的中心区、主产区。这里培育灵芝的时间和历史也比较长。茯苓（图4-7）、天麻（图4-8）在大别山区的产量均较大。

为什么这三种真菌类植物在大别山区这么多？关键是大别山的土质，加上雨量。大别山的土质很特殊，称作片麻岩，实际上是比较疏松的花岗岩。这种岩石一旦露出来，容易被风化，呈现粗的砂砾状态。有一次我去大别山调查，问了当地的山民："你们天麻种在什么地方？"他回答："天麻我扒给你看。"

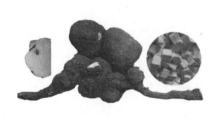

图4-7　茯苓

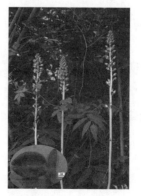

图4-8　天麻

　　路旁山坡随便盖了几个大树枝，他下去在树枝旁边就用手扒，树枝下面的土壤用手扒扒就行了，非常疏松，不像其他地方采集还需要用工具来挖，直接用手扒扒就可采到天麻。实际上是沙石风化以后变成了沙壤，这样的土壤结构并不肥沃，但是它有个非常好的条件。

　　首先，土壤里面空气流通特别好。真菌在土壤里面是需要空气的，刚才谈到生长灵芝的地方氧气少了长不好。灵芝需要新鲜的空气，茯苓、天麻也要，所以大别山是它们生长的好地方。另外，在山区还有个特点，土壤疏松，山体坡度大，特别利水，不会积水、淹水，所以大别山的灵芝、茯苓、天麻都长得很好。赤芝产于霍山与这有关系。

　　大别山还有一味特色药材——霍山石斛（图4-9）。霍山石斛同样也是小小的根、小小的苗，只有三四寸长。它长在石头上面，而这个石头有个特点是疏松，容易被石斛的根附着吸收营养。大别山的气候特别、土壤特别、地区特别，因而成为盛产赤芝的地方。大别山的气候与十堰接近，处于秦岭、大巴山至淮河这条中国暖温带和亚热带分界线的边缘。所以在大别山特定的环境下形成了赤芝这类植物的生长区域。

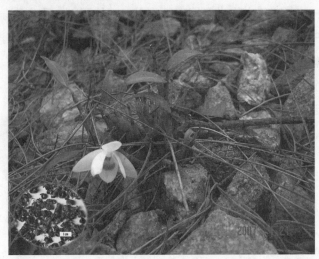

图4-9　霍山石斛

　　实际上，从古至今对灵芝的认识都是在变化着的。《神农本草经》载六芝，是作为治病的，根本没讲那些神话，也不是吉祥如意，就是芝。

"芝"字如果在古代的甲骨文、篆字上面是什么情况呢？ 芝 下面有个基础，相当于一横；上面有一竖，相当于长在大地上的菌柄；然后上面再分一两个叉，这是篆字的"之"！实际上这么简单的一个造字，没有带任何神话色彩。这是神农认识芝的状态和含义。但是后人对"芝"字往往不理解，只是根据其形状看起来非常好看，而把灵芝作为如意的图形，表示吉祥；认为是一种瑞草，赋予了吉祥、如意、富贵、美好、长寿的含义。但是神农把芝归为上品药，认为是滋补强壮、固本扶正、无毒的上品药。

现在灵芝又发展了，成为药食同源的植物，既能做药，又能食用。我们如果谈到这样的一味中药大家就知道了，现在虫草已经不再宣扬了，不再作为保健的资源被利用了。以前过度的宣扬，使得非常珍稀、罕见的植物被乱用，生态环境被破坏了，资源跟着也会被破坏了。珍稀的植物神农是不用的。神农用的一定是非常方便的植物。所以灵芝现在被国家批准为新资源食品，使用也已相当广泛。作为《神农本草经》中的上品药，国家也认识到了其价值，证实神农当时讲的"补虚"不假。

原来把整个自然界的生物分为两界：一个是植物界；一个是动物界。1975年左右，第十二届国际生物学会把真菌独立成新的界别，称作真菌界。这意味着自然界有三界——真菌界、植物界、动物界。不是原来的两界学说了，这是对真菌类植物的深入理解。

还有一个认识讲出来大家可能感到新奇。第一，灵芝这一类植物的柄有点像动物的肢体，细细的，长长的，还有一些关节；柄上也有一点不平，看起来相当于有骨、有肉、有关节这样的一个结构。但是它是植物的肢体，不是动物的肢体。第二，它的菌盖是叶状体（图4-10），这种叶状体的形态又像动物心、肾的形状。有的上面能顶一个或两个菌盖，所以有人认为灵芝这一类真菌是由动物和植物的基因结合产生的！有人这样认为，可以说是现代的神话吧！灵芝家族，我们初步谈到这里。

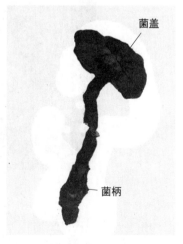

菌盖

菌柄

图4-10 赤芝的子实体形态

大家有没有什么需要问的？

余老师 市场上卖的灵芝有哪些类别？大家比较关心这个实际的问题。

王老师 灵芝现在市场上主要有两大类：一类是栽培的；一类是野生的。栽培的当中还有一类是灵芝孢子粉。栽培的灵芝一般颜色均匀，有较大的菌盖，菌柄往往被割断。野生的灵芝菌盖往往比较小。在野生的情况下，因为各种养料不足或者采集时间不一致而导致颜色、大小不一致，菌盖下连着细长的菌柄。

灵芝在野外采集时会遇到虫蛀、腐烂的情况，此时不具备药用价值。我们有一次在野外采集过程中，山路边看到一堆灵芝放置在那里，肯定是有人扔掉的，因为采的季节不对，都被虫蛀坏了，采了也卖不了，所以在山上就把它倒掉。另外，棚栽灵芝，上面要盖上塑料薄膜，灵芝子实体下面也要铺一层薄膜，以便收集孢子粉。孢子粉的收入有时候是灵芝子实体的 3～4 倍，所以人们在种植灵芝的过程中孢子粉是最主要的收入，相比之下灵芝药材则是副产品。各个地方收购的野生灵芝会有各种各样的情况，大的、小的，各种状态，但不太多，不是主流产品。种植灵芝的大棚空气流通不好，二氧化碳含量太高，灵芝长不出菌盖，分叉很多，最后长成枝枝丫丫的情况，这在市场上被称为鹿角芝（图 4-11），即像鹿角一样的灵芝。

余老师 鹿角芝我们当地又称为灵芝草，是不是这东西？

王老师 灵芝草，完全是乱取名。它实际上是种植过程中没种植好、失败的产品，是大棚里面空气不流通所致。取个好听的名字多卖点钱，多创一点效益。其他的灵芝能见到的不是太多，也不是主流。还有什么问题需要解释的？

余老师 野生灵芝的柄一般长些是吧？

王老师 野生灵芝的柄比较细长，基部甚至带一点土壤和基质。

余老师 野生的灵芝味道很苦。家种的灵芝不苦。

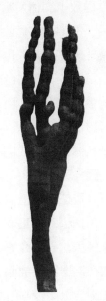

图 4-11 鹿角芝

王老师 从味道上来比较，栽培的和野生的应该是有区别的。因为栽培的是个胖娃娃，野生的则是山区的孩子。赤芝和紫芝是有明显区别的。神农称紫芝味甘。我也曾尝过，紫芝的味道实际是甘而不苦，但赤芝的味道却很苦。

余老师 谢谢王教授精彩的讲解，让我们对灵芝有了更进一步的认识。我们继续下一个话题。

三、灵芝生长分阶段

王老师 灵芝整个生长过程分为不同的阶段。灵芝实际上是一种高温菌类，在 15 ~ 35℃内能够生长，适宜的生长温度在 25 ~ 30℃，太热了长不好，低于 25℃基本上不发育。25℃以上，我们野外采集的时候就不太到处走动了，往山上钻很热。另外，在丛林里面可能还有毒蛇或者其他情况，人们就不愿意到丛林里面去。而恰在此时，灵芝生长在丛林下枯枝落叶旁边，长在其他草盖住的地方，导致它被发现的概率变低。

灵芝子实体发育的最适温度是 25 ~ 28℃，注意是 25 ~ 28℃！ 在这个温度下发育最好，到了 32℃也能发育，但是 25 ~ 28℃最好。低于或高于这个温度都会导致子实体发育不好，低于 25℃则生长特别缓慢，上面的颜色也比较差；高于 35℃子实体会死亡。所以它对温度的要求特别严格。

灵芝对光的要求也不一样。在没有出土产生子实体的时候，在长灵芝的地下土壤里铺了一层白色丝状的东西，这是灵芝的菌丝。灵芝菌丝的生长对光线特别敏感，在暗的环境下才长菌丝，所以它绝对不会长在树上，只能长在土壤里或者树根上面。

子实体（就是我们所用的灵芝）的发育离不开阳光，那么光照的目的是什么呢？因为灵芝产生子实体是要产生和散发孢子，如果不露出地面如何散发孢子？所以灵芝对环境的要求都是为自己的发育、繁衍做准备的。在有光照的情况下，菌柄和菌盖迅速生长，变粗壮，变得厚实。如果空气条件特别不好，它就不长菌盖，不散孢子。在这种环境下，它会认为散孢子没用，自己都活不了，子女放在这里更不放心，所以不产生孢子，不产生像云彩一样的盖。前面讲的二氧化碳含量比较高的地方，灵芝子实体呈现枝枝丫丫的状态，如前面讲的鹿角芝（就是你们讲的灵芝草），以及井里面长的灵芝都是此类情况，都是没发育好的。灵芝一般生长在树林中，在沙漠、草原、高原很难见到。它要有一定的湿度，不同时期对光照有不同的要求，对温度的要求也严格，所以上述地方就不适合它生长。

王老师 灵芝的分布有三类。第一类，温带和亚热带地区主要是赤芝和紫芝。灵芝生长需要中等的温度，赤芝和紫芝以长江流域和黄河流域为中心，是古今灵芝药材的主体。第二类，低温类松杉灵芝（图4-12）。这一类生长在温度比较低的地方。第三类，高温类如海南灵芝、喜热灵芝，生长在我国的海南岛地区，那里气温高、雨量充足，灵芝类很多，但是产量不大，个体往往也比较小。灵芝的分布主要是这三类。

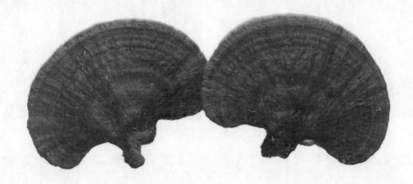

图4-12 松杉灵芝

灵芝多数腐生于阔叶树种。阔叶树主要有壳斗科、漆树科、杨柳科、榆科。黄连木（漆树科）上面长的也挺好，这是阔叶落叶树。不落叶的阔叶树不行，因为不落叶的阔叶林夏天光线太不好，不适合灵芝生长。针叶树极少长灵芝，仅有松杉灵芝。还有极少数属特异性生长，譬如闽南灵芝主要长在松树树桩上，橡胶灵芝长在橡胶树上。这些就很少了，都不是主流，最主流的是落叶阔叶树。

王老师 下面来谈灵芝发育过程中形态的变化。一开始白色的菌丝是长在地下的，称为"菌丝体"。这时我们不注意，也看不到，呈绒毛状，白色的，在地面能看到一点。随着气温升高，在25℃左右长出子实体。子实体刚长出来的时候，它的菌柄和上面的菌盖都比较幼嫩，摸起来是软的。上面菌盖刚刚长出来还没展开，颜色是白的，慢慢地就变黄了，菌盖展开了，菌柄也拉长了。再往后菌盖开始变硬，有一定的硬度，表面形成漆样光泽，就像漆上红漆或者紫漆一样，包括菌盖的表面及菌柄上面。菌盖的下面不具漆样光泽，因为它留有散发孢子的小孔。孢子散出来以后子实体就慢慢枯萎了、腐烂了，颜色也由红色逐渐变暗，最后烂的时候就变成黑色的了。**白→黄→红→青→黑，灵芝具有这样一个变化发展的过程**（图4-13）。这是我们谈的第三个问题，灵芝生长分阶段。

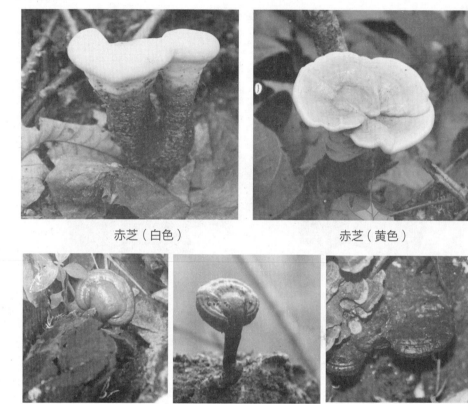

赤芝（白色）　　　　　　　　　赤芝（黄色）

赤芝（赤色）　　　赤芝（青色）　　　赤芝（黑色）

图4-13　赤芝子实体不同阶段的颜色

我们在对六芝的探索中，发现六芝与赤芝不同生长阶段的子实体有关系。开始，我们也被"六芝"迷惑，纯从颜色考虑，结合灵芝（或赤芝）的生长发育变化，认为与六芝命名有关。

余老师　六芝是赤芝不同生长阶段的子实体？您的研究彻底颠覆了我对六芝的理解。我还一直在寻找什么样的灵芝才是白芝呢！您的讲解让我的思维一下子打开了，接下来就得好好想想如何用好六芝！非常感谢！

王老师 不要急，后面还有新的发现。

四、灵芝为何被神化

王老师 神农对六芝的记载很朴实，《神农本草经》只称为"芝"。譬如对紫芝功效的记载："味甘、温，主耳聋。"这是它最主要的功能。"利关节，保神益精，坚筋骨，好颜色。久服轻身，不老延年"。

神农之经文中，往往有"延年神仙"这类的语言。如果将"神仙"当作一个名词，按照现在的认识哪有神仙。所以有这样的一个记载，后人不敢用了，认为在讲迷信。实际上，如果把"久服轻身不老"理解成形容词，服后感到身体轻盈，看起来不老了，年轻一点了，这不是轻身不老嘛。"延年神仙"，身体好了怎么不能延年呢？"神仙"的话，身体舒服了以后，无病一身轻，活似"神仙"。人舒服了不就跟神仙一样了嘛，这为什么不行呢？

所以看我们怎么理解"神仙"，不要把它都绝对化理解了，也不要乱扣迷信的帽子，尤其对本草。你这样一压，大家不敢用了，本草的功效不敢说了，这是对传统文化、对中医药的一种扼杀。这是讲紫芝。

王老师 灵芝为什么被神化呢？神农并没有神化，关键是后来道教典籍的过分渲染，因为他们也没有把芝搞清楚。陶弘景也是道士，他在《本草经集注》中记载："六芝皆仙草之类，俗所稀见。族种甚多，形色环异。"并载："《本草图经》中，今世所用紫芝，此是朽树木株上所生，状如木檽，名为紫芝，盖止疗痔，而不宜以合诸补丸药也。凡得芝草，便正尔食之。"陶弘景这一段有可取之处，但《抱朴子》上面就把芝过分渲染了，如"赤者如珊瑚，白者如截肪"，是指芝就是像一块肉一样。"黑者如泽漆，青者如翠羽，黄者如紫金，而皆光明透彻，如坚冰也"，这就难说了，把其他东西都混在一起。"木芝者，松柏脂沦地"，这实际上是乱说。"千岁化为茯苓"，灵芝与茯苓其实不相关。"万岁其上生小木，状似莲花，名曰木威喜芝。夜视有光，持之甚滑，烧之不焦，带之避兵。只有石芝、木芝、草芝、肉芝、菌芝，凡四百种也"，他还要逐种描述，并且非常奇异。实际上，由《抱朴子》这样一描述，把芝类神秘化了，所以后来人越来越分不清楚了。这是过度渲染的结果。

王老师 灵芝的习性很独特。第一，长在山林里面，平时人一般不去；第二，夏季雨后生长，雨后人还没有出去的时候它已生长出来，还有枯枝落叶覆盖在上面。灵芝幼小的时候很难被发现，等到它散发孢子的时候，又特别迅速，在湿度大的状态下，虫蛀后腐烂得特别快，偶尔被发现时，子实体已经烂了，采集回来后，也不能保存了，所以野外很难采到佳品。

灵芝虽然很好看，很有用，但如果不能掌握这些习性，采集起来很难。

王老师 另外，我们古代的教育也出了一个问题。古代考八股文，这些有义化的人都要去参加科举，但只是读四书五经，很少有人愿意走到自然之中。所以孔子弟子子路问一位老者："孔子在哪里？"老者回复："四体不勤，五谷不分，孰为夫子？"

真的，我感到我国古代的很多儒生，只会写文章，真的是"四体不勤，五谷不分"。所以你看看古代的有些本草上或者各个方面的书，只是写文章，真正到野外可能一点也不认识，写出来的东西都是笑话，导致文人写本草，越写越乱。民间这些采集的人又不会写书，儒生们又不到实践当中去，才会有这样的空缺。

实际上，灵芝那么常见，这些文人却收录不进去，包括中国古代很多大型的本草，都没有灵芝图。《本草图经》没有灵芝图；《证类本草》没有灵芝图；到了《本草纲目》还是没有灵芝图；《植物名实图考》也没有灵芝图。唯一一本有图的，是深藏在明代宫廷里的《本草品汇精要》，是刘文泰主编的。但是书编成了以后，刘文泰因为犯事被关了起来，所以这本书就放在宫廷里面根本没有印出来。待到明朝灭亡后，又放在清朝的宫廷里面，这样一直到近代才出版，所以古人根本没看过这本书。这本书里面灵芝不仅有图，而且是彩图。

民间知道灵芝常见，但是儒生们不认识，书里记载不进去，这就造成灵芝的传承存在着千年空缺的遗憾。

王老师 那么在这种资料非常缺乏，人们对它的认识不足的情况下，这个神话就起作用了。神农不是神，他就是一个很有智慧的人，所以他的《神农本草经》也不去讲神话。但是后来的神话讲神农炎帝的小女儿最后化为瑶草、瑞草，这是一个神话。秦代时，徐福东渡采仙草，实际上指的就是灵芝；在汉宫里面曾经有芝瑞图，在大堂的木头上面，实际上是朽木上面长的灵芝而已，却被认为是一种祥瑞的征兆；还有"麻姑献寿"献的也是灵芝；传的最广的一个神话是白娘子盗仙草救许仙，她现出蛇形以后把许仙吓死了，就去盗仙草来救许仙。

这些神话听起来很美好，但是误导了人们，将常见、常用的药蒙上了一层神秘的色彩，所以这可能也是《中国药典》于 1949 年以后延迟了 50 多年，直到 2000 年才把灵芝收载进去的原因；可能也是被这个神话误导而不敢用灵芝。

王老师 另外，灵芝真假难以分辨，所以人们不敢使用。

《本草纲目》是李时珍花了一生的精力整理出来的，其中对芝类的认识：第一，没有本草图；第二，没有六芝，只是五芝。他没有删除芝。《神农本草经》将其列入上品药。李时珍不用三品，而是把灵芝放到菜部之五，称作芝栭类，并且说了这样一句话，"芝乃腐朽余气所生，正如人身上生的瘤赘"（如同人身上生了一个瘤，生了一个赘），"而古今皆为仙草，又云服食可仙，诚为迂谬"。所以《本草纲目》中李时珍的这段评论，已经把灵芝贬到蔬菜里面去了，叫芝栭，就是像木耳一样的东西，你吃一点倒可以，尝一尝，哪能有滋补作用。他实际上是这种意思，放到菜里面去就根本算不上上品。所以灵芝在历史上真假难辨。

王老师 临床上应用灵芝又特别罕见，所以《**神农本草经**》**以后，到了《本草纲目》就收载了一个方子，叫"紫芝丸"**，是《圣济总录》里面的。从古到今就收载到一个方子，灵芝这么好的一味药历时几千年收不到方子，没人用过。历史上用不了，而近代出现了一个高潮。拨乱反正只有待我们今日把它做好。

20 世纪 60 年代，赤脚医生，就是民间医生普及的时候，大家都自采、自制、自用，所以采灵芝的人太多了。我认得灵芝也是在那时候。认得灵芝根本就不是奇怪的事，上山采药就能见到它。后来观察灵芝的习性，知道以后栽培起来就容易了。实际上，古人就会栽培，他们知道在树木上面，就是腐烂的木头上撒上一个什么，喷上水，盖上草就能长。灵芝的习性掌握了以后就好栽培了，栽培了以后资源就丰富了，丰富了以后就既能药用又能食用，资源得以广泛应用，药用得多了以后，才能促发展，这个形势转变了以后，《药典》上面也载进去了，孢子粉也成为新资源了。以前在野生状态下，孢子粉没办法用，而栽培了以后孢子粉容易收集，又成为新资源了。这也证实了神农当时讲的话都是对的，我们在发现的过程中可能就会有所悟。

余老师 抛开所学的医学知识，只是就从小到大接收的关于灵芝的知识而言，灵芝的确带有神秘的色彩，以至于长大后在山上遇到灵芝，总是感到很兴奋，好像捡到宝似的。您今天的讲解，为我们揭开了这层神秘的面纱，灵芝原来是这样啊！谢谢王教授精彩的讲解，我们继续下一个话题！

五、六芝是否神农分

王老师 下面我们再谈第五个问题，灵芝为什么被分为六芝。这个问题，是一个对灵芝正本清源的事。对灵芝的发展、应用，我们还是一个模糊的概念，很难呈现出清晰的状态。好！那我们围绕这个问题来给大家说一说。

神农不称"灵芝"只称为"芝"。"灵芝"这个名字是明代《本草原始》这本书上才出现的。"六芝"，是以颜色分为六类，赤芝、白芝、黄芝、黑芝、紫芝、青芝。

王老师 陶弘景说："木株上所生，紫芝也，木檽。"陶弘景描述紫芝在树上生，这样一个状态，说明一个什么问题呢？启发我们紫芝在六芝当中不一样，所以把紫芝单列出来。这个问题，后面再讲。

王老师 神农选的药还有个特色，特色在哪里呢？首先来源常见，分布一定很广，生长环境一定很普遍，采集起来也很方便，栽培技术也不复杂，资源上不会濒危，价格上比较低廉，东西也比较好，疗效比较可靠。这些都是神农选药的诀窍，他选的都是这样的本草。那些长在青藏高原上面的雪莲、红景天、冬虫夏草绝对不选。所以他选芝，一定不是那种特别珍稀的、采集不到的。神农选药就是抓住这一点，而后世把它一渲染，差点失传了。后世渲染，加上神话使六芝到底是什么，成为一个缺档。实际上从汉代开始就搞不清楚了。东汉末年才出现了《伤寒论》。为什么到东汉末年才能出现？真是历史上的大谜啊！

除掉神话以外，六芝到底是什么？这么简单的问题，现在一个赤脚医生就能解决的问题古代解决不了，2000多年前解决不了，这个肯定有一个大断档。所以《神农本草经》记载了很多药，后来都不知道是什么，这是一个非常非常奇怪的事情。

王老师 我们到野外观察就会发现，子实体一开始是白的，后来是黄的、赤的，再变成青的，最后变成黑的，是这样一个变化过程。白→黄→赤→青→黑，一个灵芝有五种颜色变化。

有位研究生的论文中谈到灵芝里面有两类物质：一类是灵芝多糖；还有一类是灵芝三萜。这两类物质的治疗功效、药理效应有区别，在灵芝的生长发育过程中的不同阶段含量也不一样。

这说明了一个什么问题呢？说明了灵芝在不同的生长阶段，所含的成分不一样，作用于人体以后也是不一样的。这六芝有关系吗？

灵芝三萜，主要是灵芝孢子发育所需的，在芝蕾发育阶段含量最低，随着生长发育逐渐增高，到成熟子实体的时候，孢子散落而降低。

灵芝多糖，主要是子实体所需的，因而在子实体发育阶段含量最高，一旦成熟了以后逐渐降低。

所以**灵芝多糖**，主要是调节免疫、抗肿瘤、抗辐射、抗衰老。

灵芝三萜抗肿瘤、降血压、调节血压、降血脂、镇痛。

王老师 刚才讲的三个问题，没让大家提问。灵芝为什么被分为六芝呢？它生长发育的阶段，为什么会被神话？大家有问题我们讨论讨论。

余老师 王教授，我向你再请教一个问题。灵芝的有效成分是溶于水的还是不溶于水的？

王老师 多糖、三萜现在提取，往往是用酒精，它是水和脂都溶，而我们需要的主要是水煎。现在灵芝已经有不同的吃法，第一个服法是水煎；第二个服法是用酒精泡；第三个服法孢子粉，就是吃粉，整个吃下去。你不管它是脂溶性的还是水溶性的，整个吃下去就解决问题了，所以它有不同的吃法。灵芝还可以打粉，但这个需要的量大。

顺着"六芝"这个概念自然就会联系到颜色的变化。灵芝不同生长时期的颜色变化，不同时期内在物质的变化（孢子散发、三萜与多糖含量），这些变化影响功效，一切顺理成章，分为"六芝"颇有道理。

后来，发现关于"六芝"的描述文字与全书体例不同，大家不妨看看紫芝与赤芝的描述。

紫芝，味甘，温。主耳聋。利关节，保神益精，坚筋骨，好颜色。久服轻身不老延年。（一名木芝。生山谷。）

赤芝，味苦，平。主胸中温。益心气，补中，增慧智不忘。久食轻身不老，延年神仙。（一名丹芝。生山谷。）

有何发现？不同在哪里？首先不同的是，按后来的五行、五色、五味、五脏等五行理论，赤芝色赤，归心，味苦，主胸中结，益心气。这些内容就自然出来了，根本不需从临床中积累，而紫芝就找不出关于五行理论应用的痕迹！其实，神农时期，根本没有"五行"，所以神农之书非常干净，不用五行理论。那么，赤芝是否真的用了五行理论？再看白芝、黄芝、青芝、黑芝。

白芝味辛，平。主咳逆上气。益肺气，通利口鼻，强志意勇悍，安魄。久食轻身不老，延年神仙。（一名玉芝。生山谷。）

黄芝味甘，平。主心腹五邪。益脾气，安神，忠信和乐。久食轻身不老，延年神仙。（一名金芝。生山谷。）

青芝味酸，平。主明目。补肝气，安精魂，仁恕。久食轻身不老，延年神仙。（一名龙芝。生山谷。）

黑芝味咸，平。主癃。利水道，益肾气，通九窍，聪察。久食轻身不老，延年神仙。（一名玄芝。生山谷。）

以上描述与赤芝一脉相承，现列表比较（表4-2）。

表4-2　《神农本草经》关于六芝的记载

	色	味	主	益气	功效	神仙	一名
白芝	白	辛	咳逆上气	肺	强志意，勇悍，安魄	√	玉芝
黄芝	黄	甘	心腹五邪	脾	安神，忠信和乐	√	金芝
赤芝	赤	苦	胸中结	心	增慧智，不忘	√	丹芝
青芝	青	酸	明目	肝	安精魂，仁恕	√	龙芝
黑芝	黑	咸	癃	肾	通九窍，聪察	√	玄芝
紫芝	紫	甘	耳聋	/	利关节，保神，益精气，坚筋骨，好颜色	×	木芝

从白芝到黄、赤、青、黑五芝，不要有任何医学知识，只要熟知五行理论，一切均可推出，而紫芝却不遵循所谓的五行学说。再细看文字，还会发现，紫芝与其他五芝还有两点极不相同的内容。紫芝为"久服"，其他五芝为"久食"。服用的是药品，食用的是食品，本质不同。通览全书，神农全用"久服"，只有"葡萄"一味久食，因为葡萄为水果。还有"神仙"一词，神农也不用，只是后代道士们在矿物药中混入几条。

这两点，露出了破绽，被抓住拽了出来，一下使得芝类干净了。难怪古代无法用到其他几芝，李时珍的《本草纲目》只收集到紫芝的应用处方。

余老师 有一味中药叫延胡索。这个延胡索水煎不好，所以在煎延胡索时放酒精一起煮，就是汤剂里面兑酒，这样延胡索有效成分多一些，效果也会好一些。

灵芝的有效成分三萜类不溶于水，多糖则不溶于酒精，因此煎煮、泡酒都不能完全溶解。我们煎灵芝的话，是否可以兑酒精去煎？真做的话，我没有试过。

那么是否可以把灵芝打粉来服用？它打不成粉，最终都会弄成像棉花絮一样的，很不好打，也不好下咽，有没有什么方法能把它打成细粉？

王老师 加酒煎煮得注意一个问题，如果有些忌酒的患者，要稍微注意一下。当然，煎煮以后大部分酒精都挥发了。

通过我们对六芝的探索，有了以下收获：

1. 了解了灵芝不同生长阶段的形态、颜色及内在物质发生的变化，不同生长阶段的功效有别。

2.《神农本草经》是最早最真的经典，竟然也有人敢在救人的经书中下毒手，坑害后人，玷污经典，可悲，可耻！

3. 通过对"六芝"文字描述的对比，发现越是造假的、编造的，越光彩。告诫我们，不要以貌取人。

4. "六芝"造假手段也不算高超。只是好听的话，人们容易相信而不生疑，以致误传了近两千年才被识破；也说明了假的迟早会被揭穿。

5. 历史上运用的只有"紫芝"，并没有"六芝"。通过这次探索，也明白了《神农本草经》中记载的是"紫芝"，不是"六芝"。

余老师 谢谢王教授，那我们接着说下一话题！

六、灵芝培植促发展

王老师 灵芝培植了以后可以促进发展。这个问题很简单，实际上我们前面已经说过，古人已经知道了栽培的技术。本草的知识普及以后，大家都知道了。现在的技术也把孢子粉变成新药了，最后《药典》也收载进去了。证明了神农所说，洗去了《神农本草经》的灰尘，也不再认为它是迷信的了。所以在这样一个过程中，我们明白了源头。灵芝栽培以后，促使了灵芝的从新发掘和利用，这是件大好事。

七、灵芝价值在哪里

王老师 第七个问题，我们来谈谈灵芝的价值在哪里？首先，我们谈谈灵芝的药用价值。

最近，我同业内人士交流了一下，谈到灵芝的药用价值。他们认为灵芝有四个方面的功效比较稳定。

第一，安神效果特别可靠。尤其治疗那些顽固性失眠，有比较好的疗效。

第二，对肿瘤的辅助作用。药理实验证明，它有抗肿瘤作用，所以灵芝，尤其灵芝孢子粉，可以作为抗肿瘤的辅助药物。

第三，对免疫方面有增强和调节作用。在有些方面是增强的，在有些方面是调节的。所以灵芝作为上品药，对人不同的滋补作用，也能揭示出来。

第四，保肝，提高肝脏的解毒能力。

灵芝产品在这四个方面的作用比较可靠。《药典》记载灵芝能抗氧化、延缓衰老、祛痰止咳、降血脂等，几乎囊括了《神农本草经》所载的全部功效。从这一点也说明神农是不欺骗后代子孙的，神农说的话，字字是真言！神农的紫芝，能用，这已经有几千年的经验了；能吃，现在变成可能了。以前吃灵芝不太容易，栽培了以后资源特别丰富，买一个栽培的灵芝也花不了多少钱，买灵芝孢子粉也不太贵，直接到灵芝的产区去买可能还很便宜。

现在灵芝又分化为两类：一类是灵芝；一类是孢子粉。另外，灵芝的孢子粉经过破壁以后，更有利于人体的吸收和利用。灵芝的价值主要体现在上述几个方面。大家临证时可以结合去思考。

八、回归自然是出路

王老师 最后一个话题，回归自然是出路。灵芝现在栽培产量大了，以后怎么办？很多野生中药资源一旦使用过度，资源肯定匮乏。如果匮乏以后，仍然没有节制地使用，势必导致濒危，无法持续利用。

尤其在近代，中药资源被过度利用。随着人口的激增，应用范围的扩大，包括食用、出口、生产原料，以及其他方面的应用，如化妆剂、美容剂等，导致中药用量急剧增加，自然界已无法满足需求，必须通过人工栽培来解决。而栽培技术被掌握后，资源就可满足使用需求，下一步需要提高的就是药材质量！

大规模栽培以后，面临两个问题：第一，增加施肥强度，以提高产量，获取效益；第二，喷洒农药以减少病虫害造成的损失，因为大面积栽培容易感染病虫害。在栽培的环境下，这是一种不断循环的方式。所以要避开这两个问题，最终还是要回归到野生状态，但这种野生状态不是回到原来的野生状态，走回头路是行不通的，而应是一种螺旋的上升状态。

人工栽培的人参现在主流的是移山参或者林下参。林下参是通过把人参栽在树林里面，让其自然生长十几年，只在适当的时期进行一定的人工护理，这样栽培，人参的质量和产量都提高了。

灵芝，可以在一块适合的树林里面，模拟适宜它的环境进行种植，这样栽培的灵芝质量就可以提高。所以回归自然才有质量，才是灵芝最好的出路。

王老师 好，我今天所要交流的内容就这么多，谢谢！（掌声）大家还有什么问题？

余老师 有学生问灵芝煲汤喝可不可以？

王老师 《神农本草经》中记载的是紫芝。紫芝味甘，并不苦。赤芝（非道士所称的"赤芝"）的味道很苦。所以用甘味的紫芝煲汤是没问题的。

余老师 有人向您请教，可不可以当茶喝？

王老师 紫芝可以当茶喝。

余老师 灵芝分为两种，一种苦的，一种一点儿也不苦，是为什么？

王老师 不苦的就是紫芝，为神农所选；苦的是赤芝，非神农所选。神农所选的紫芝品质最优，而后来用的赤芝则品质稍逊。实际应该将二者作为两味本草，就不会功效相混了。

余老师 王教授，今天就这样好吧。谢谢！（掌声）再见！

王老师 好，谢谢！再见！

第五辑

神农本草药性探

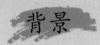

背景

2016 年 5 月 13 日（丙申年四月初七下午 3 ： 15 ～ 6 ： 15），任之堂主人余浩与安徽中医药大学王德群教授相约，采用微信语音问答方式，一道探讨本草的药性。

余老师 来，大家一起鼓掌，欢迎王教授。（掌声）

王老师 余老师，今天我们换一种方式。你们提一些关于本草药性的问题，我来试着解答。

余老师 好的，前面几期我们通过讨论《神农本草经》中的"参类本草""本草毒性"，以及"灵芝演变与发展"，收获很大。非常感谢您的辛苦付出！大家对本草还有一些疑惑，是有关于本草药性的，有二十多个问题，今天想跟您深入讨论一下。我们现在开始？

王老师 您先问吧！

一、劳动人民如何在生产实践中认识中药

余老师 劳动人民是如何在生产实践中认识中药，并对它们命名的？中药名是怎么来的？老百姓是怎么认识的？

王老师 我试着给您解答一下。

中药就是本草。从古至今，从第一本中药书《神农本草经》，一直到现在的《中华本草》，都把它称为本草，只是因为近代大量西药涌入我国，才把它改称"中药"。这是一个概念，我们首先把它理解清楚。

王老师 中药的理论、中药的实践、整个中药的系统，是劳动人民在生产实践过程中发现和形成的。这句话不完全正确，甚至是错误的！

为什么这样讲呢？因为到现在大家接受的都是这样的一种观念，就是劳动人民在生产实践中，遇到伤害或者出现疾病，然后找到某种植物、动物或矿物来调节人体，这样就形成了药物。

这句话说起来好像有道理，但是它缺少了一个根本的东西。这个根本的东西在哪里呢？

这种经验积累只能形成药物，根本形不成本草系统，形不成本草理论。

在世界上的任何一个地方，任何一个国家，任何一种环境，都有劳动人民，都要生产实践，都有意外的伤害，都会生病，都会从周围拿一些东西来调节身体，但是这些都能成为中药了吗？都能成为本草了吗？做不到！所以在西方国家到最后只出现了一些天然药物，而且它是没有理论指导，只是零星的经验积累。经验可以积累，但是是散在的，不成系统的，永远形不成理论体系。

所以劳动人民如何在生产实践中认识中药？认识一些植物可以，但是认识真正的中药和中药理论，形成本草著作，这要在一个高层次上，而且首先要有设计师、建筑师。建筑要有蓝图，然后建成大厦，再在里面装修，形成一座本草大厦，一个本草系统。

要是从源头上讲，本草的最高设计师就是神农。

王老师 所以，是先有理论，再有具体的药物系统。如果没有理论，就只是散在的经验收集。讲白了，我们中国各个地区的民间医药，均属于这种类型。只是经验积累，就是这样的一个情况。民间单方、民间医学，甚至包括世界上很多民族，像欧洲、美洲、大洋洲、非洲，他们也形成了民间医药，全都有，也是某个植物能治什么病，这些东西，有时候还能够传到中国来。但是这些都是低层次的，没有系统理论的，不能形成像中国传承了几千年的大系统。所以整个中医药的源头来自于神农，神农留给我们的是系统的，能够指导临床的《神农本草经》。在这一座中医药大厦中，再建筑汤液，形成了《伤寒论》。

二、中药是如何命名的

王老师 第二个小问题，关于中药的命名。命名，首先从《神农本草经》谈起。

《神农本草经》有一个最大的特色，就是简明扼要，直指药物的来源，这个是非常重要的！神农命名的本草名称，人们都能非常正确的把握，能够几千年传承下来。所以《神农本草经》中对中药的命名，有两种方式肯定不采取。

第一种，文人命名，他不用。比如车前（图5-1）。车前，古代称为苤苢，"采采苤苢"，《诗经》上面这么用。《神农本草》不用，因为人们根本搞不清楚。车前，这个名字多好记，多形象。它用生态来命名。它长的环境就在车子行走的道路上，这是生态。另外，也涉及它的习性和形态。车前分

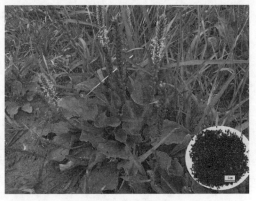

图5-1 车前

布很广泛，也很常见。在那样的环境下就可以想象到它是什么样的形态。这就是《神农本草经》对药物的命名，不采取文人的命名法。

第二种，不采取老百姓简单的、随意的命名。比如车前草，老百姓根据叶子的形状称作"猪肚子""蛤蟆草"。这非常容易混淆，因为与车前叶子相似的植物有许多，但是没有那种生态，不长在车子前面，也不耐碾压。所以车前的名字是这样来的，而不是带着随意性。老百姓的随意性它不用，文人那种文绉绉的、加上修饰的它也不用。这样就便于流传、把握，这是第一个原则。

王老师 第二个原则。《神农本草经》命名，一定要抓住怎么能把它认准。这个认准，是指我们采药的过程中把它认准，而不是变成药材才把它认准。我们现在的临床医生，往往缺乏野外的操作能力，只是在药房里认一些饮片，这是非常不足的。饮片相似的情况太多了，在中药历史上，混淆最多的一味药，叫作白头翁（图5-2）。它是毛茛科植物，在历史上，曾经有很多科的植物都叫白头翁。《神农本草经》对其命名的时候，不至于产生这种混乱，是后人在解释的过程当中导致了混乱。为什么这样讲呢？

白头翁，《神农本草经》首先记载，神农命名，是根据它的果实、果序。一根杆子竖起来，然后结的果子飘着白须，像

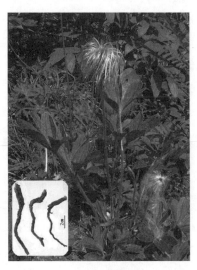

图5-2　白头翁

一个老人一样满头白发。它又叫胡王使者，就是胡人戴的那种帽子全部是羊毛。它是按照植物特征命名，这样你就能准确地把这个植物找到，不论它下面的根是什么样，都错不了。但是后来，人们在药房里面抓方，精力集中在药材和饮片上，认为一个植物的根上面有白毛就是白头翁。这一改，糟了！把植物的白头翁改成药材的白毛根，带白毛的根头子。后来所有的混乱，都是这样造成的。通过这两个例子，一个车前，一个白头翁，我们就看到了神农命名本草的大智慧。

王老师 另外，我们再看几类。神农命名的时候，很多是直接针对植物

的特点来命名的。如牛膝(图5-3),它茎上有关节,像牛的膝盖。狗脊(图5-4),它很大,根状茎就像狗的脊梁一样,带着黄毛,甚至像一只卧着的黄狗。贯众(图5-5),它的根状茎中间呈细丝状。我们当时与你们在山上看到的一根线串了很多的叶柄残基,就是贯众。抓住这个特征,就是在全国都混淆不了。大黄,又大又黄。虎掌,它的块茎周围附着着很多小块茎,像老虎的脚掌一样,还有脚趾。

所以这些抓的是最主要的形态特征。抓住主要特征,这种本草,几千年甚至上万年都混淆不了。

王老师 第二,根据它们的生长习性。如半夏、夏枯草、款冬花、冬葵子,这些本草,在一定的季节才能够见到,过了这个季节就见不到了。

夏枯草到夏天就枯了。半夏,不是半夏生,而是到了夏天,天凉快了就能长一阵,天一热就不长了,就是说夏天只能够生长一半的时间。严格讲起来对半夏应该是这样的解释,此前的有很多解释都错了。夏天天一凉快它就冒出来了,天一热地上的叶子就枯萎了,这就是半夏。款冬花,早春破土开花,顶冰开放,这是款冬花。

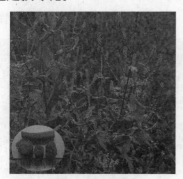

图5-3 牛膝

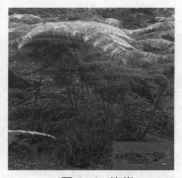

图5-4 狗脊

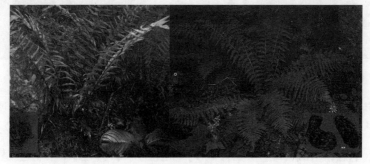

图5-5 贯众

以上是习性，还有气味。五味子、辛夷、细辛、酸枣、甘草、苦参、败酱，这些都是！或者它的味道，或者它的嗅气。

还有白鲜（图5-6），实际上白鲜的命名也与它的嗅气有关。为什么叫白鲜呢？"鲜"字是由一个"鱼"和一个"羊"组成的。鱼和羊是两种动物，这两种动物的肉都很好吃，嗅气一个腥，一个膻。白鲜皮，它的嗅气非常膻，所以用"鲜"来表示。实际上讲的是嗅，是嗅气。

以上讲的是口尝的味道和鼻嗅的嗅气。

王老师 另外，还有用它的功效命名的，如远志、防风、决明子、骨碎补、淫羊藿。

还有一类以它的生态来命名，包括我刚才讲的车前、龙胆（图5-7）。龙胆，就像龙的胆一样的。龙生活在水里，所以龙胆生长在水边，如条叶龙胆、三花龙胆等，味很苦。

还有络石、石韦、泽兰（图5-8）、水苏、水萍，这些都与它的生态有关。

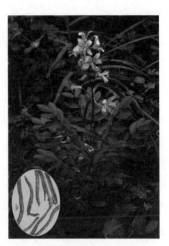

图5-6　白鲜

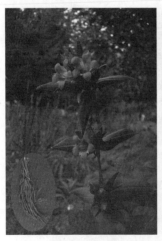

图5-7　龙胆

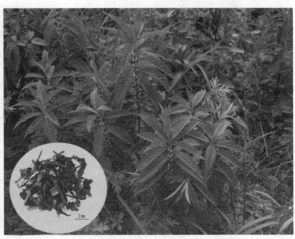

图5-8　泽兰

王老师 另外，还有根据它的习性来命名的，比如合欢。它白天叶子张开，晚上就合起来了。"合欢"之名是根据它的生长习性来命名的。菟丝子的果实，经水泡后，里面会吐出丝来，称为"吐丝子"。菟丝子，实际上是它的胚，是那个形状。飞廉成熟的时候，果实全部飞起来了，到处飘，所以叫飞廉。沙参的根很松泡。黄芪，这种植物，像一个老人一样，可以生活很多年。实际上，我们认为的"芪实"，相当于现在的沙苑蒺藜。这是根据它的特性来命名的。所以本草当中的命名，是根据各种各样的情况来考虑的，为了让人们好认、不混淆、便于记忆、正确运用。这就是我们讨论的第一个大问题。大家还有什么想提问的？

余老师　我们提了一个问题，您串讲了这么多好东西，太感谢了。大家都有些小激动啊！您稍稍休息一下，再向您请教下一个问题，好吗？

王老师　好！

三、花升子降有道理吗

余老师　百花皆升，何以旋覆花独降？苍耳子为草之实，何以主升？

王老师　好，这个问题，是本草学当中一个大家普遍关注的问题，也是一个大家比较困惑的问题。

"诸花皆升，旋覆独降"，这是在临床中或者在本草著作中的一个传闻。这种传闻可靠不可靠呢？先不说这个问题，我们来看看在这个过程当中，我都给大家做过怎样的解释。但是这是在过程当中，不是最后的结果。

曾经有一段时间，人们讲"诸花皆升，旋覆独降"，那么旋覆为什么独降呢？药材拿到手，你一看就会发现，旋覆花（图5-9）的药材里面根本看不到花，毛茸茸的，你注意过没有？

余老师　看过。

王老师　是不是毛茸茸的，不是一朵一朵的，就是一把那样的花朵。

余老师　对对对！

王老师　那这个道理是什么呢？因为旋覆花，它花开结束的时候，外面那个舌状花仍然在，管状花上面也在，但是它的果实已经成熟了。实际上，药用的最后不是花，

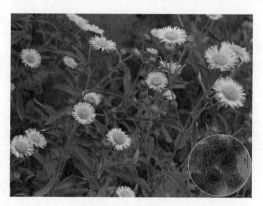

图 5-9　旋覆花

而是果实了，是一个果序！所以旋覆花不是升，而是降。当时我用这种方法来解释。但是我的学生用这种方法解释，别人就与他辩了！我解释别人就没有辩，就讲这个笑话。

那我们再讲一个苍耳子。苍耳子实际上虽然有果实和种子，但是它外面有总苞。外面整个带刺的是总苞，里面有两个果实，果实所占的比例很小，而总苞占主体地位。总苞还带着刺，芒状的刺，整体比重小，所以它也有一点升的作用。这是我以前给大家讲的道理。

王老师 今天，我的理解又变化了。那样的理能不能讲呢？它可以作话料，但不是真正的理，我们要从源头看清。

"诸花皆升，旋覆独降"是谁说的呢？是后来人说的，不是《神农本草经》说的。《神农本草经》并没有这个理，也没有说花就是升的。不信，我们来看一看。

我统计了一下花类药，大概有30多种，它们是不是都是升的？我们一个一个看，不要人云亦云。

月季花和玫瑰花干什么呢？"活血，理气调经"，升吗？

厚朴花干什么呢？"清心固肾"，升吗？

槐花干什么？"凉血止血，泻火"，还不升。

凌霄花"凉血祛瘀"。

鸡冠花"收缩，止带止痢"。

芫花"泻水消肿"。

木槿花"除湿热，利小便"。

蒲黄是花粉，"利小便，止血，消瘀血"。

西红花和红花都是"活血养血，化瘀生新"。

金银花、野菊花都是"清热解毒"。

洋金花"定喘息风"，还可"麻醉止痛"。

合欢花"安神解郁"。

松花粉"收敛止血，燥湿敛疮"。

这么多花都不升，到底有多少花是升的？所谓"诸花皆升"，是从何而来的呢？

所以我们传播一种理念，要经过自己的思考或探索，再决定是否相信。否则我们就变成了传声筒，甚至是以讹传讹，干坏事！实际上，已经多少年了，大家都是这么传的。

"诸花皆升，旋覆独降"，根本没有这回事。**轻的东西往上升一点，重的东西往下降一点**，那还有可能，但不是讲花都是升，果实都是降。有很多的理，都在往下传，但不一定是对的。这是一个很大的问题！这个问题就说到这里，好吧。

余老师 好好好！那，下一个？

王老师 下一个，好！

四、药性之味与五行是何关系

余老师 辛者金之味，金性主收，但辛味之药皆主散，而不主收，为什么呢？

王老师 好，这个矛盾是什么原因？余老师，是不是考虑一下解决这个问题？

余老师 对！

王老师 好！那这个问题，我们需要从源头上开始讲。五味，这个问题，需要从源头上开始。这个五味配五方，然后再配五行，绕了几个弯儿了。五味是个很直接的感受，我们谁都能尝出来，辛就是辛的，苦就是苦的，甘就是甘的，味道直接在指导我们用药。而古代或现代的有些药学家或医家，就非要把它再配上五方，认为辛属于西方，酸属于东方，咸属于北方，甘属于中部、中间。这个用它一推演，把五行再弄上，转了几道弯儿，还是原来的东西吗？

乱套了！用这种拐弯抹角的方式来解释事物，犹如把一套很明确的、已经搞清楚的系统，生搬硬套在另外一套系统上，还叫别人信这个杂交的系统。这种做法，实际上把本草给搞乱了。

所以，用五行任意的、不负责任的联结，实际上很不利于中医药的发展！

王老师 我们再来看看王好古讲过什么话。王好古，《汤液本草》的作者，他在该书序言中写道："世上皆知道《素问》（就是《黄帝内经》当中的《素问》）为医之祖（为医学的祖本），而不知轩岐之书（黄帝轩辕和岐伯），实出于神农本草也。"

王好古又说商代的伊尹用本草，就是用神农本草，扩为汤液，即《伊尹汤液》。汉代的张仲景广汤液为大法，就成为治疗大法的《伤寒论》。此医家之正学，虽后世之明哲有作，皆不能越过此。

他说的很清楚，《神农本草经》是奠基医药的一个祖本，而不是后来的《黄帝内经》。这样我们就知道，《神农本草经》到底具有什么样的地位？它的理论对后世的指导起着什么样的作用？

关于神农，他又有一段："神农尝百草，立九候，以正阴阳之变化，以解性命之昏札，此为万世法。"神农尝百草，定下万世法，"既简又要"，"殷之伊尹宗之倍于神农，得立法之药，则不害为汤液。汉张仲景广之又倍于伊尹，得立法之药，则不害于确论"。

但是这个王好古有一段话说错了："金域洁古老人派之，又倍于仲景，而亦得尽法之要，则不害为奇注。""奇"就是出奇的注，就是讲张元素的《医学启源》。《医学启源》经过王好古编纂后变成《汤液本草》。通过王好古讲的这两段，我们最起码明白了，整个《神农本草经》是医药之祖，然后是《伊尹汤液》，最后是《伤寒论》这样一个过程。这是正传，其他的都是偏传、错传、误传、歧途，明白这个理非常重要！

王老师 《神农本草经》的药性理论主要有哪些呢？很简单，就由 10 个方面组成。

第一，上、中、下三品分类，这是第一个大的纲领。所有收录的本草必须有"品"，无品不要。

第二，配伍、君臣佐使、七情。它的配伍方式与后来的不太一样。

第三，五味、四气、毒性。

第四，采造，就是怎样采，怎样加工。

第五，制法，相当于炮制。

第六，疗病、察源、候机，就是药拿来了以后怎样疗病，怎样查源，怎样找机会。

第七，毒药疗病的注意事项。毒药要严格把握，安全第一。

第八，治病怎么去选药。

第九，服药的方法。

第十，所有的疾病，抓住最主要的选出来。

这就是整个本草的理，甚至包括医的理，就这么多，抓住它既简又要。**《神农本草经》上面没有五行，没有归经。所有的药性，直截了当，干干净净，清爽利落，并非绕几道弯儿来自圆其说。**后来很多医学书籍，尤其是文人出的书，往往自己一圈一圈绕，绕到最后，是什么结果？**就是自己自圆其说的东西，这一类非常多。所以这也是很多现代学派看不起中医的一个原因。**

因为他们在自圆其说，但是说服不了别人。别人也想听听中医药中的理，但是听来听去听不明白，被他们绕晕了，这就是中医当中存在的一些有待改进的问题。比如，在讲"味"的时候，我可以给你举一个例子。我曾经整理了《神农本草经》中的酸味药。酸味药的药性根本不是收！酸收、酸敛，一般是这样认为，实际上它根本不是。

《神农本草经》中的五味，酸放在前面，后面依次是咸、甘、苦、辛，为什么这样放呢？

神农选的药物一共有14味是酸味的，其中中经有7味，上经有3味、下经有4味。这说明什么呢？中经的药占一半，上经、下经药占一半，就是说酸味药以"养性以应人，遏病补虚羸"为主体。中经的药不就是这个功效吗？它把病控制住，还兼具补，"养性以应人"，上经药就更是了。所以从《神农本草经》中酸味药在上、中、下三经的分布，就可以看出它的功效应该是什么。

王老师 《神农本草经》中的酸味药以平性居多，其中有6味是平的，分别是蓬蘽、酸枣、山茱萸、酸酱、梅实、郁李，几乎一半是平性。它的功能主要是什么呢？

它的功能主要是"主寒热"。注意是"主寒热"，有7种与这个"主"有关系。其他的如"寒热邪结气聚""心下邪气寒热""热烦满""血闭寒热""热气阴蚀""痈痤寒热""寒热泄利"，都与"寒热"有关系。

余老师有没有看过彭子益先生的《圆运动的古中医学》？彭子益受到一个启发：当时流行一种病，大家都在发热，当地小孩子采那个酸的、没成熟的杏子。他看到了，叫小孩不要采，说这个不能吃。可当地人告诉他，如果发热，用这种酸味的杏煎汤服就会好！你看看这个酸味与主寒热有没有关系。它不是收的，而是散的，还是退热的。

王老师 另外，安、补、益，也是它的特色药效。那么究竟安什么，补什么，益什么？其中有8味安五脏、安心定志、益气、养胎、治羸瘦，这些都是它的功能。

现在认为酸味本草收敛，但在《神农本草经》中几乎找不到。这些哪是收敛的作用呢？根本不是。14味中有7味祛风湿、利关节、坚筋骨。**大量的酸**

味药并不收敛，我们习惯于用酸来收，完全不对！所以一些传下来的认识值得我们重新整理和思考。我记得上次在十堰，余老师谈过这样的问题。上下交通，安神，降热，寒热交泰，利水道，祛风寒湿痹，正是酸味药的主功效。

余老师 酸说的是本草的味，属于体；而散或收，说的是本草的药性，谈的是用。

有些药材体阴而用阳，有些药材体阳而用阴，有些体阴而用阴，有些体阳而用阳。所以要具体情况具体分析，不能按照规定的套路来，这样就容易导致错误。

王老师 嗯，你是把它分为体和用两方面来看问题。那这样是不是下面再来探讨一个问题？

余老师 那下一个问题继续探讨哦？

王老师 好！

五、药物归经是怎么回事

余老师 王教授，您认为药物归经是如何确定的？

王老师 这个问题，我想采取这样的方法来认识。

神农对本草功效的记载，大多数以主治病症为主，少数与脏腑生理、病理结合。如大黄"荡涤肠胃"、沙参"补益肺气"、地肤子"主膀胱热，利小便"，指出了药物对机体某个脏腑的选择运用。但是后人，对它的理解逐渐偏移了。偏移在哪个地方呢？

张仲景的《伤寒论》，后人认为是"六经辨证"，导致了金元学者创立了归经学说。张洁古在《洁古珍珠囊》的113味本草中，有30多味谈到了归经和类似归经的药性。**张洁古创立"归经"假说，后被李东垣和王好古继承下来，就形成了归经学派。**该学派，实际上从王好古《汤液本草》的序中，就能看出它错在哪里。

王好古在序中说"如太阳经当用桂枝汤、麻黄汤，必以麻黄桂枝为主，本方中余药后附之"，后面又讲"如阳明经当用白虎汤"，还有"少阳经必以柴胡为主……太阴、少阴、厥阴之经所用热药，皆仿诸此"。

由此可见，王好古及他的老师的老师，或者他们那一派，都是把张仲景《伤寒论》中的太阳、阳明、少阳、太阴、少阴、厥阴，误认为经络。因此，他们就明显转到经络上谈本草。**他们所创立的归经学说，实际上是建立在一个错误的理解上，是误读了《伤寒论》！**这种归经学说，我认为不是修炼过程中的反观内视，而是另外一种状态，仅是少数人出现的情况。就是不用药，他体内也得运转。少数人的特殊情况，与中医药的理论没有必然的关系。**这个"归经学说"一开始创立，就是在一个不确定的基础上出现的。**

王老师 首先我们谈一谈《伤寒论》。张仲景的每一篇大家如果记住的话，就会知道，篇名为"太阳病脉证并治""阳明病脉证并治""少阳病脉证并治"。我们若连这个题目都看不懂，那就太不应该了！"太阳"，张仲景从来没有讲过是"经"。整部《伤寒论》上面，也没有任何一个地方、一个字说是"经"！后世很多医家，未能看懂《伤寒论》的"太阳""阳明""少阳""太阴""少阴""厥阴"六个名词。张仲景只是借用这几个名词来描述六类疾病，只是六类疾病的代词，与经络的"经"毫无关系！正是因为给这六个名词后糊里糊涂地加上"经"，一切就变味了！

《灵枢经》有十二经或者十四经，但它与张仲景的借用太阳等六个名词毫无关系，根本是两个概念。"太阳病"，注意，这个"太阳"是一个概念，不是"太阳"就必须要加上一个"经"。"太阳"实际上要和后面的紧靠它的一个字相连，即"太阳病"。"太阳病"是什么脉？是什么证？怎样治疗？

"太阳病脉证并治"，是指四个内容：第一是病；第二是脉；第三是证；第四是治。张仲景《伤寒论》通篇就说这四个问题，并不是讲太阳经病，他从来没有这样说过！整部《伤寒论》里面没有！这是后人的误解，把太阳认为是经，后来再演变就出现了归经理论，这一切都是错的。一误再误，误读了《伤寒论》。自金元学者创立归经后，就愈演愈烈。

王老师 我再讲个笑话给你听。整个《中华本草》载药8980味。我亲自参加了《中华本草》的编纂过程，主要负责整理一些科的药物，但是除掉少数常用的中药有归经资料外，其他均没有。因为常用的中药只有几百味，8980味的《中华本草》要补充多少归经？有好多常用中药也没有归经，而且药物的归经古代也不统一，有的这样归，有的那样归，乱七八糟，极不统一。

8980味，谁能归好经，怎么归经呢？归不了经的怎么办呢？《中华本草》怎么写呢？那就根据不同作者的水平来拟定吧，再加上主审定稿，部分增加的本草归经就形成了。

可以想象，古代本草的归经可能也是用类似的方法确定的，所以不同的本草书籍中归经各不相同。这样看来，归经学说还能有多大的道理？

实际上，我们从另外一个角度看，药物经肠胃吸收；针灸通过刺激肌肤作用于人体。它们作用的人体具体部位不同，一内一外，针灸作用于肌肤，直接产生刺激，通过经络系统传导；而药物首先进入胃内消化，后进入肠道吸收，是通过血液和体液系统进行运转的，怎么能直接与经络挂上钩呢？

《神农本草经》主要考虑病症，极少考虑脏腑。如考虑到药物直接吸收，外敷可能刺激经络，但是药物大多内服，与经络更是风马牛不相及的，所以归经学说应该是一个不成熟的学说。这两者相混，误导了近两千年，更有些学者，因为从来没有行过医，胆子大得很。

举个例子：汪昂写了两部书，在医界的影响颇大，分别是《本草备要》和《医方集解》。实际上，汪昂是一个文人，根本不是医生。可能他家里面财富很多，又雇了医生给他执笔，看起来书的文采还不错。但是他胆子大，在《本草备要》里到处都有归经，甚至把《医方集解》里的处方也联系到归经。处方归经还是汪昂创立的！这样无限延伸夸大，根本就不是药物发展所必须遵循的规律。这种随意、不负责任的做事态度，写出的书不能看，是害人的！所以文人在写书，在编书，在造书，是毁掉了我们中华医药的传承！

我们不是造书，也不是编书。我们是从实践当中去理解本草、探索本草，然后去找它、证实它，这是我们需要做的。

余老师　王教授，您说得很好，中医要发展，必须要弄清楚一些东西，不能人云亦云，只是一味地说古人有多么厉害。我们要辩证地看待古人传下来的经验。

王老师　好，本草之中的归经假说，我很明确不赞成！本草中的五行学说，我也很明确不赞成！因为，它不符合本草之主流，它偏离了主航道，它错了，这是我的看法。一家之言，我也谈不上家，只是在探索的过程当中，找到源头向下梳理，发现主要的东西我必须说出来。

余老师，我说得太绝对了一点，不要见怪，若有需要讨论或者交流的您尽管说出来，没关系！因为很多医生，都习惯于五行学说、归经学说，在头脑当中经常遇到，经常盘施这些问题。我如此彻底的否定，可能很多人一时接受不了，但我是从源头向下梳理，确实是这样造成的。在这些学说中，不是没有任何可取的东西，但是整体错了，路子走错了，走偏了。

余老师 王教授，这个归经，我也有一个说法。

王老师 您说。

余老师 临床上我们用药不是归哪个经，是归哪个部位，比如葛根就走脖子这一块。药物在体内的运行，是具有方向性的。

王老师 方向性！这个可以，能理解。实际上有经验、明白的医生，早在临床上就认识到五行、归经学说的问题了，只是暂时还没人从源头向下梳理而已。下面我们还要谈论葛根。葛根在野外，叶子茂盛，它的根可以长的特别长。它的功效很好理解，如果你看过野外的葛根怎么长的，就肯定知道它有什么样的功效。葛根从上到下，就像人体的脊椎，所以有这样的作用。

余老师 这个归经学说啊，以后有机会我们再继续研究啊。

王老师 哎，好！

余老师 那我们就接着下一个问题，可好？

王老师 好的！

六、十八反、十九畏有道理吗

余老师 后世本草明言十八反、十九畏，如半蒌贝蔹及攻乌，藻戟芫遂俱战草，诸参辛芍叛藜芦。但仲景有附子与半夏同用、海藻与甘草同用，那么十八反、十九畏还应当遵守么？

陶弘景说附子和半夏能用，反正我是用了，用了没毒。十八反的半夏和乌头能够同用，我也用过，也没中毒。那么这个十八反的意义大不大？还有十九畏？

王老师 好，我认为十八反、十九畏无所谓，因为这也是后人编造出来的。

谁编的呢？还是张元素，张洁古。这个人编了不少东西，所以何绍奇写了一篇文章，说朱良春先生为十八反喊冤。为什么这样讲呢？

十八反、十九畏虽然是我们熟知的配伍禁忌，但是打破这个禁忌的临床实例确实非常多。十八反是《珍珠囊补遗药性论赋》上面的，所以药剂师一看到你用反药，就很敏感，不给配，坚持要医生签字。

张元素的《珍珠囊》把十八反、十九畏编成歌诀，广为流传，使十八反、十九畏几乎成了后代指导临床用药的规范了。现在又写到了《中药学》书上。实际上，古方的反药用的很多，首先就是张仲景。张仲景《金匮要略》里"痰饮咳嗽"篇的"甘遂半夏汤"，就是甘遂与半夏同用；"腹满寒疝宿食"篇里面的"赤丸"，是乌头与半夏同用。

《备急千金要方》里面也有很多，如乌头和半夏、乌头与白蔹、大戟与甘草，以及人参、苦参与藜芦同用。所以在后代医案中，只要翻翻，随处可见十八反用药之例。金代李东垣的散肿溃坚散，其中海藻与甘草同用；朱丹溪也用莲花散，是芫花与甘草同用。金元四大家也用，张元素编出的十八反、十九畏连金元四大家都不遵从。

古人对十八反有这样的说法：怕事者不用为要；贤者，你就能用它；昧者，就是糊糊涂涂的人，你就不能用，用不得。有的人讲有所忌讳，但慎重用之，这就是古人对十八反的态度。

朱良春先生对十八反的态度，就是有什么证用什么药，当用则用，不会受十八反、十九畏之类的说法约束。朱老临床 70 余年，海藻与甘草同用治淋巴结结核、单纯或继发性地方性甲状腺肿；人参与五灵脂同用治慢性萎缩性胃炎、胃及十二指肠溃疡；海藻、甘遂与甘草同用，治胸腔积液、渗出性胸膜炎，效果皆佳，而且未见任何毒副作用。这是朱良春先生的认识！

王老师 十八反，为何相反，其中相反的道理是什么？古往今来都没有合理的说法，只能说是古人的实践经验。但汉、唐、宋、金、元、明、清等一直有人在使用反药，同样是实践经验。大家这样一代又一代的应用着，这也是实践呀！所以不负责任的、随便的编个东西，是很麻烦的事。所以文人或其他人心血来潮，编出一些东西，实际上是不负责任的。十八反当中的有些内容，稍加思考就会发现其矛盾，如"诸参辛芍叛藜芦"。诸参有人参、苦参、丹参、沙参、党参，还有紫参，都怕藜芦。它们根本不是一回事，属于好多科，好多状态啊，怎么都能来叛藜芦，说不通啊！

海藻能够反甘草，那昆布就不反甘草吗？昆布与海藻功效相同，都是海洋里生长的藻类植物。张洁古总结了一些东西，并在此基础上编了一些内容，大家若把他的话当真，好多本该治好的病就治不好了。

朱良春先生最后说过这样的话，他说："十八反不能成立，十九畏更属无谓！对于古人的东西，应该经过自己的实践和思考，切忌盲从！不是凡是古人说的就一定是对的。因为古人都在不同的年代，有不同的经历，医学水平都不一样。你若信他，你往哪走？你都不知道自己往哪走。"

有一年，大概是 2003 年左右，我到北京，去了中国中医科学院，当时找到了中药理论室，那里早期是高晓山教授主持。我去的时候是刘老师主持，他也快退休了。我和他交流以后得知，**他们一直在做十八反、十九畏的研究，因为他们以前认为这个十八反一个对一个，应该好研究，结果做了很多年，并未取得重要的成果，太可惜了！**

这就是我了解的十八反、十九畏。现在有一些文章，要求去十八反，给十八反平反。

余老师　您讲得很好，中医的不少东西，真是不破不立啊。期待我们中医药同道深入思考，不能人云亦云。

七、"七类"药是怎么回事

余老师　我们说下一个话题，好吧？本草中用数字命名的药物如三七、三棱、八角、五加皮，其中的数字有何寓意？

王老师　好，带有数字的药有哪些呢？它们在形态或者气味上与数字有关，而药名中有数字，如五味子，它是指气味；五色石脂是颜色，有五种颜色；还有三七、三棱、五加皮、八角、七叶一枝花，是根据叶子、药材或者茎的形态来命名的，这是根据形态。

你刚才讲的陕西的那个七药，它实际上又是一个类型。"七"，是根据三七的名字来的。三七，是治伤科的药，伤科药用止血、治伤。一开始这个药的名字来自于形态，后来广泛应用于民间，而民间往往没有三七，就会把类似功效的药都叫作"七"。这种"七"就不再是形态的特征了，比如菊叶三七、景天三七。实际上这个"三七"等于是一个特有的名词了。

如陕西山上的"七药"，这个"七"或者叫"七药"，实际上是一类能治伤、消肿、止血和活血的药物。"七类"药的"七"最后变成了功效的代名词。本草名称如果完全以形态、味道等命名，没有特指，价值并不大。因为植物若从形态的数目、味道等命名将有很多相似或相同的地方，无法区分。

如我们人体,沿着中轴有一个鼻子、一张嘴,你不会出现两个鼻子、两张嘴,这是中轴;而两侧有两只眼、两只耳朵;身体中轴的两侧有两只手、两条腿,这是看它长在什么部位。在植物体和动物体也是一样的,在什么部位,就形成什么样的对称。植物在顶部开一朵花,这个花可能是偶数或者奇数,十字花科是四个花瓣,其他的很多有五个花瓣,甚至还有六个的、七个的。七叶一枝花,它的叶子长在顶部,就长出来七八片或者六片叶都有可能,呈辐射状;要是在两侧,就可能是偶数,都是为了对称。陕西七药是特指三七,后来延伸出的其他功效类似者,统称为"七药"。这一方面我就说到这里。

八、《伤寒论》中桂枝为何要去皮

余老师 在《伤寒论》中桂枝要去皮,这个"去皮"是什么意思?什么才是真正的桂枝?

王老师 前段时间看《伤寒论》,发现了一个很重要的问题——桂枝在《伤寒论》中要去皮。"大承气汤"里有"厚朴,半斤,炙,去皮";"小承气汤"里有"厚朴二两,炙,去皮"。

《伤寒论》中的厚朴也去皮。对应桂枝汤里"桂枝三两,去皮",这样我就明白了!原来《伤寒论》中对厚朴、桂枝这类本草去皮不是真正地去皮,而是刮去上面的老皮、粗皮,它们在植物学中称为木栓。

因为与厚朴放在一起理解,厚朴用的就是树皮,若去皮,还用什么呢?仲景所云去皮,是当时的一种简捷说法,即去除厚朴上面没有药用价值的老皮,也就是植物学上称之为"栓皮"的部分。

如果没有厚朴,桂枝去皮还真的很难理解。张仲景在《伤寒论》中的"去皮"是栓皮,是外面粗糙没用的皮,而不是真正的树皮。

王老师 如果没有厚朴作对比,还真不敢说这句话。整体一看,厚朴和桂枝是一回事,栓皮就是外面的粗皮,不能用的、不入药的皮,这就明白了。这是第一。

王老师 第二,桂枝到底是枝条还是皮?有两种说法:有的认为桂枝就是树皮,就是肉桂。黄煌就是这样用。有一些医家这样认为。现在大家都用嫩桂的枝条,治病的效果都非常好。近两千年的临床经验证实,枝条确实有效,是应该保留的！这是第二。

桂在《神农本草经》中分为两味药：一味是牡桂；一味是菌桂。从功效来看，两者不太一样，牡桂是"主上气咳逆，结气，喉痹，吐吸。利关节，补中益气。久服通神，轻身不老"；菌桂是"主百病。养精神，和颜色，为诸药先聘通使"。牡桂一方面祛邪，一方面扶正；菌桂全补。

植物本身哪一部分需要祛邪？哪一部分全是储藏？老的树皮全是储藏；嫩的枝条一方面要防御、要生长，另一方面又能够滋补、调节。所以两个方面加在一起综合看，**牡桂就相当于桂枝，而菌桂就相当于肉桂**。这个问题我是这样看的，余老师您看呢？

余老师　古人说："木得桂则枯。"桂树下面很多植物都无法生长。有人做过实验，说把桂皮或者肉桂削成一个木钉，插在其他树上，树就死了。有这样的可能吗？您认为呢？

王老师　桂很香，像这样的一类植物，越往南越好，一直可以分布到越南。**越南清化桂是肉桂当中最好的**，而我们中国缺少热带区域，所以生产不出这种特别好的肉桂。

植物为什么要散发出浓烈的香气？为什么越往热的地方散发香气的植物越多？热带植物通过散发的香气驱逐对它有害的生物，是植物的一种防御措施，所以桂树下不长其他植物。不仅桂树，樟树、桉树，甚至松林下其他植物也很少。

九、肉桂"引火归原"的说法有道理吗

余老师　肉桂"引火归原"的说法对不对？

王老师　《神农本草经》说它："主百病。养精神，和颜色，为诸药先聘通使。久服轻身不老，面生光华，媚好常如童子。"牡桂、菌桂都是上品药。牡桂攻补皆备，菌桂全补。植物的生长状态不同，则功能不同。桂枝又叫牡桂，属于植物的生长部位，必须一边生长一边储备，而生长必须要同周围接触，要防御，所以它的功能又是补又是防，攻补兼备。菌桂相当于肉桂（图5-10），储存的物质逐年地增加，完全是补的，就没有祛邪的作用。这就是两者的本质区别。

整体看，菌桂是全补，是一种温性的药。在植物体上，肉桂树皮是在树干

115

上，只有在树干上才有比较厚的皮，上面才能覆盖一些菌类、地衣、苔藓，所以叫作菌桂。树皮上面吸附着一些其他的微生物，主要在树的下面，如果对应来看，可能下面的皮具有滋补作用，年代也比较久远。所谓的"引火归原"也是后人的一些说法，是不是与这方面有关系。

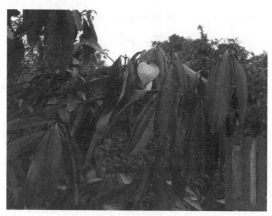

图 5-10　肉桂

菌桂"主百病，养精神，和颜色"，全部在补，对身体有比较好的作用。这个问题我就谈这一点。

十、矿物药是否需要先煎

余老师　《伤寒论》中矿物药如石膏、牡蛎（图 5-11、图 5-12）等均未注先煎，与后世相反，那么是否有必要先煎呢？

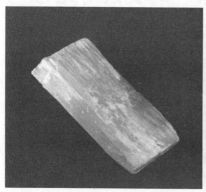

图 5-11　石膏

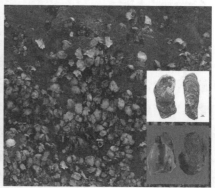

图 5-12　牡蛎

王老师 我认为《伤寒论》说得很对，为什么这么说呢？

在煎煮石膏时，我把经过煎煮后的石膏再回收，看看碎石膏最后还有多少。我没称，但是看起来还是不少，这就说明通过煎煮并没溶解多少。矿物药经过水煎以后并没有溶解多少，该溶的已经溶了，不该溶的就不会溶了。自然界中的矿物药要溶解它需要很高的温度，经过 100℃左右的水煎，不该溶的就不溶了，再煎 1 小时或 3 小时它都溶不掉。不像植物药，多煮一段时间可能就把它煮烂了。这是石头，煮不烂的。

如果矿物药里面有用之物，经过 100℃左右，该析出来的就析出来了，不该析出来的再煮多长时间也没用。

所以《伤寒论》把握了这个原则，就用这种方法，煎多少是多少，煎不出来的就打成粉做丸剂、散剂。不能煎的如朱砂就做成散剂，就行了。

余老师 您这个观点和我的观点是一样的，打成粉末再吞服。

王老师 嗯，出来多少是多少。因为前面有例子，《伤寒论》就这样用。

十一、化石龙骨入药的道理在哪里

余老师 龙骨是古代动物的化石，它入药的原理是什么？书上写得很玄乎，什么龙的气息化为石头。根本不是的，那么龙骨、动物骨入药的原理在哪儿？是不是补钙？

王老师 龙骨是一味非常好的药，我学医的时候，老师非常喜欢用龙骨（图 5-13）。龙骨同牡蛎在一起搭配，往往用量都接近 30 克。为什么这么用呢？就是把人体有些耗散的阳气收摄起来，尤其是大病、重病。因为他治了很多血液病患者，如白血病，或者有些病需要把耗散之气固定下来，沉下去，就要用龙骨这一味药。这是我老师边正方先生的体会。

王老师 我们已经带领大家将边正方先生的著作《伤寒扫尘论》《听香室医案》《伤寒论备讲》等整理成《听香室医集》。他的方子

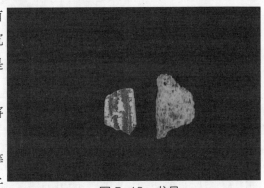

图 5-13 龙骨

里面龙骨用的非常多，用的非常频繁！

龙骨是怎么形成的呢？龙骨是古代的一些大型动物被压到地下去了，时间久了就成为骨头化石，而这种骨头化石不是埋在地下就能形成的。一般的埋在地下，如人的尸体埋下去以后，最后都没了，骨头都粉碎了，不会形成化石。

形成化石是要经过高温、高压的。那么高温、高压怎么形成的呢？是地史上发生了大的变化，如火山爆发、地壳运动，突然出现这种情况才能使所有的生物灭绝，生物一下子就埋下去了，并且在高温、高压的情况下才能形成化石。恐龙是怎么灭绝的？就是当时整个地球发生变化，一下子被埋下去，这样才能形成大量的恐龙化石。所以在正常年代生活的植物、动物，不会留下化石，这肯定是没有办法进行的，所以达尔文的进化论当时是断链的、是残缺的、支离破碎的假说！因为历史上的化石是间断出现的，不是连续出现的，是地球遇到了特大灾难以后才能形成的化石。这是化石形成的原因。这是第一。

王老师　第二，生物体能够站起来，能够活动就必须有骨架！这些骨架的主体是骨头形成的，而这些骨头的主体是钙。这些钙是从土壤中吸收来的，从植物中吸收来的。植物从土壤中汲取钙，人从植物中摄取钙，这是一个缓慢累积的过程，有时候不会太多。如果不够，从矿石里面补充是一个好办法。这是第二。

王老师　第三，龙骨原来是大型动物，埋下去了以后回归到自然；又是在高温、高压的特殊情况下回归自然的。回归到自然以后，你用舌头舔一下龙骨，舌头都能被它拽住，吸力特别强。你能遇到其他的像它吸力一样强的东西么？所以它是收摄能力特别强的一种药！龙骨"主心腹鬼疰，精物老魅，咳逆，泄利脓血，女子漏下，癥瘕坚结，小儿热气惊痫。久服轻身，通神明，延年"。古人认识到，心腹里面总是惶惶不安，如"鬼疰"，搞不清楚什么，还有精神错乱、咳逆、拉肚子、脓血、女子漏下，甚至癥瘕坚结，这些都能调理，看起来不奇怪，龙骨确实是这样的东西。整个功效你再来看一下，就是收摄的能力，纳下去以后保护好，不让它乱跑；还有破结的作用；最后，把你阳气固下来以后，头脑就清醒了。就是这样的作用，关键是镇摄、固摄的作用，所以龙骨是味好药。

牡蛎也是一味好药，因为牡蛎价格比较便宜且采集容易，大海边到处都有。它是从海洋里面凝结起来的一种壳，并且在岩石上面吸附得那么牢，是个好东西。牡蛎与龙骨放在一起用，如果力量还嫌不足，可再加上磁石。磁石从另外一个方面起着收摄的作用，因为磁石对血液及铁一类东西起着固摄作用。一个是金属，一个是非金属，因为人体内有很多红细胞，而红细胞里面含有血红蛋白，血红蛋白里面就含有铁离子。

余老师 植物的化石有没有？

王老师 植物化石没有作为本草用的。植物化石现在只有硅化木，但也只能作为工艺品欣赏，没有作为药用。硅化木最后形成什么东西呢？龙骨是钙形成的，最后形成化石；而硅化木的主体是木质素，是木质素高压渗进去的物质，能够形成相当于玉石类的东西，泛亮，玛瑙化了。硅化木暂时不作药用，因为硅化木往往是很大的树在地下，采集很不容易。琥珀也是一种植物化石，多是松科植物树脂变成的化石，被作为一种本草，有镇惊安神、活血散瘀、利尿通淋之功。而龙骨在北方，内蒙古的很多地方都有。所以作药的多是大型动物的化石，骨骼化石。

十二、葛根分为粉葛和柴葛是怎么回事

余老师 粉葛与柴葛有何区别？

葛根分为粉葛和柴葛。我经常用柴葛根，很少用粉葛根，但现在很多药店包括医院都用粉葛。您帮我分析一下这两味药。

王老师 实际上葛根（图5-14）的植物名和药物名搞乱了。现在我们在山上看到的葛，这种广布的都是葛，但植物分类的书上却把它叫作"野葛"。这种名称叫的别扭，实际上就是葛。

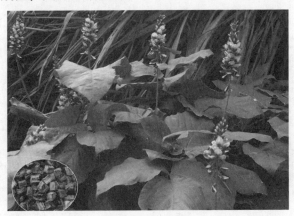

图5-14 葛根

这种葛分布广，根往下长的时候，如果直长，储藏丰富，就称为"粉葛"；而横着延伸的，相当于根状茎的部分，粉比较少，就称为"柴葛"。

粉葛在加工的过程中能够制取很多的葛粉，而柴葛加工的过程中就取不了多少粉。柴葛同粉葛，它们的植物都是葛。

《药典》上收载的是在南方广东、广西一带生长的另外一个种，叫"甘葛藤"，其药材称为"粉葛"，这就导致了药材名称的混乱。植物甘葛藤长得特别快，栽培产量也特别高，根不长，粗粗的，里面淀粉含量高，现在普遍称其为粉葛。原来粉葛与柴葛是同种不同药用部位，现在把这个名字加到南方的植物上面，导致了张冠李戴，人们就被弄糊涂了。所以你现在用"柴葛"就用对了，如果还是要"粉葛"，药房肯定给你那种甘葛藤的块根，而它不是真正的粉葛。

你用对了！但是从药材上讲，你最好选择葛的粉性较足的部分入药，效果更好。

余老师　现在的葛是人工种植的。

王老师　嗯，甘葛藤以人工种植为主，产量很大，长得很快，不是我们这边主产的"葛"。

《神农本草经》上面讲的葛："主消渴，身大热，呕吐，诸痹。起阴气，解诸毒。"多好的一味药，"起阴气"，上下通，"诸痹"，各种痹病都能治，各种毒都能解，多好的药。

十三、天门冬与麦门冬的"门冬"两字如何理解

余老师　天门冬和麦门冬（图5-15、图5-16）的"门冬"两个字是啥意思？

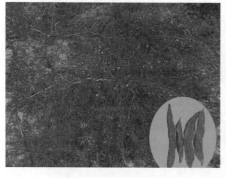
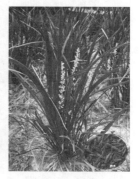

图5-15　天门冬　　　　　　　　　图5-16　麦门冬

王老师 "门冬"，首先讲"冬"，再讲"门"。"冬"古代的甲骨文写作 🌧️，是两个小绳子上面打个结，上面是一点两叉，下面每个叉前面挂个小铃铛一样的东西，像根头子一样的形状。这样就是"冬"，"冬"的甲骨文就是这样写的。那麦冬、天冬呢？它下面的根就是挂着那样的东西，都挂着小块根。这样细的、带着小块根的就是甲骨文中"冬"原来的形式。这是第一，"冬"的来源。

另外，"冬"还有一个意思。麦冬的块根每年一换，今年的块根被麦冬生长的时候消耗了，叶子再长，一年以后又积累了，这样又储存下去了。它是每年一换，小块根不是一直长下去，所以采集是有特定季节的。而天冬呢，如果不是一年一换，也是两年左右一换。它都是不断地往前长，后面烂掉了，前面又长出来了。这种植物到冬天的储藏最丰富，这也是冬的另一个含义。"冬"是这样的情况。

王老师 我们再把"天"和"麦"看一下，然后把"门"找到。在地下块根中储藏的称为冬的，我们在地面上怎么找到它呢？我们需要找个途径，"门"就相当于途径。我们找到一个门不就能进去了么？麦门冬这种植物冬天的苗是绿的，像麦子一样，按照这种门去找，就能够采到麦门冬。这就是"麦门冬"名称的来源。

而天门冬呢？它和麦门冬就不一样，它的藤长上去，拉得很长，长得很高。麦在地，天在上，长得高的，通过这种呈针状的、拉着藤子的叶子我们去找天冬，就找到了。找到门，然后找到小块根。"冬"字是两根绳子拴着两个小块根。通过这样的方式去寻找的药材，就是"门冬"，麦门冬、天门冬出来了。这两味药这样解释一下。

余老师 这个"冬"字解释的非常有意思。

十四、麻黄为何能破癥瘕积聚

余老师 麻黄可解表散寒、宣肺平喘，何以能破癥瘕积聚？

王老师 麻黄是味好药啊！我到内蒙古看到麻黄，真的非常喜欢。

为什么这样讲呢？麻黄（图5-17）首先生长在沙漠。沙漠中常用中药你能找到几种？也就两种，一种是麻黄，一种是肉苁蓉。其他的在沙漠中几乎找不到了。麻黄靠自己的力量去生长，有多强的生命力；而肉苁蓉是靠其他的植物来生长，是寄生。我们暂时不说它，寄生的滋补作用暂时不说。

沙漠里的环境特别严酷，首先沙漠里面的光照特别强，沙晒烫了的时候温度特别高，那可能是最热的地方。麻黄主要生长在内蒙古那些地方，又是偏北，温带，到夜里面，一旦热量散掉了，温差就特别大，能达到 40～50℃。这样的温差，什么人能适应得了？

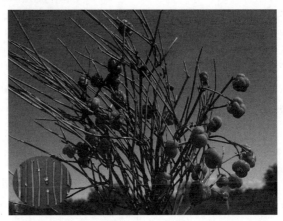

图 5-17　麻黄

我们夏天到内蒙古去，早上起来好冷，晚上也好冷，躲在蒙古包里面。而麻黄能在沙漠里面生活，可见抵抗力多强。还有风，沙漠和高原不一样，它整个是平的，风一来没有办法挡，所以沙漠里风很大。我在腾格里沙漠那里亲眼看到了沙尘暴，整个的沙一下就吹成一座山包，那个沙流动得很厉害。沙漠里的风力特别大，那么它自己怎么保水，怎么抗寒，怎么防止自身的消耗？所以这一切的功能它都具有，这样才能适应，才能活下来。所以麻黄的解表散寒、宣肺平喘，都是它适应环境所产生的自我调节功能。它不把这种大风引起的过大温差抗一抗，怎么能活下来呢？

这相当于人肺部的感染，要是不能够保证呼吸的通畅，它怎么能在这种环境下活下来呢？所以这些都是自身的能力。

王老师　另外，从植物的地上部分看，它的枝条很纤弱，植株也不高，尤其是草麻黄。但它的枝条冬天都是绿的，抗寒能力强不强？并且它不长叶子，叶子呈鳞片状，是靠茎进行光合作用的，它无叶子但仍要蒸腾。再者是在沙漠中，它怎么吸收营养物质？除了找水以外还得吸收营养物质。这营养物质就是必须把沙抓住，从沙里面找一点营养。从沙里面找一点营养，不就是一种破癥瘕积聚嘛。能啃石头、啃沙，癥瘕积聚它还会怕么？这是阳和汤里面用麻黄的道理之一。

王老师 阳和汤整个是治阴疽的，阴疽要用热的、温的东西来温它，而麻黄又是从内到外去温，在外能散，在内能破。阳和汤里面用麻黄好不好？是个选对了的好药。麻黄我是这样理解的。余老师，你看看这个还要解释么？

余老师 解释得很好了。您讲麻黄生长环境的恶劣，是不是说疗效、药材同生态环境都有关系？

王老师 非常相关！上次在十堰，您也看出来了，在整个本草探索当中，我们走了一条同所有人不一样的路，古今不一样的路。一般人是在做药材，了解本草的材料，而医生想做药性又缺少了对本草来源的理解。中间这个地方没有人走，所以我们就在探本草，探药性。我们在走这样的道路，这条路从古到今没有人走过。李时珍也只是搞药材，并没有创立药物理论。药物理论谁创的呢？神农创出来的。当神农创出来以后没有人再创了，后人创不了，但有人还胡乱地编，反而把本草理论搞得一塌糊涂。所以我们现在不仅是自己在走，还要清理垃圾，太费劲了！清除垃圾必须从源头、从上面往下梳理，才知道哪些是附在上面的垃圾。这些东西不清除掉，好的坏的现在医学都把它整个扔到垃圾堆里去了！我们苦苦在这里面守也守不住，所以我们必须把附着的垃圾清除掉，才能够堂堂正正地向世界说，我们的中医药是伟大的！我们在做这样的工作。

余老师 刚才您讲麻黄生长在沙漠里面，从沙里面汲取养分，这个发现不容易。我有个想法，不知道对不对？麻黄有这样的特性，所以能消癥瘕积聚。有个石上柏，我观察到它也长在石头上面，生长环境很恶劣，也能把石头侵蚀掉，所以它的消肿的效果很好。它们具有相似之处哦。

十五、生于相似环境，药性为什么相反

余老师 药物生于阴湿卑下之处，何以有性温（如蛇床子，图5-18）、性寒（如贯众）之区别？

很多生物生长在潮湿的地方，如附子生在阴寒湿的地方，它是大温的；有些药生长在潮湿的地方，但却是性寒的，如贯众。那么贯众是在潮湿的地方长的，附子也是在潮湿的地方长的，为什么同样是潮湿阴冷的地方，有的是温的，有的是凉的？

王老师 乌头和附子我们以前讲座也谈了一点儿，关键是乌头不仅有生长环境的影响，还有它的生物适应。它是早春耐寒出土，到深秋不萎，还在开花结实，这种习性特别耐寒，所以它是温性的。乌头生长在高海拔地区，而贯众生长在低海拔地区，冬天也不会特别冷，因此它也不是非常抗寒，春天其他的植物都长起来了，它才换叶子。

余老师 我的意思是说，同样生长在阴冷潮湿的地方，有些药材是温性的，有些药材是凉性的。温性的有很多药，不仅是附子，还有菖蒲，它也长在阴冷潮湿的地方；有些药是凉性的，如贯众、凤尾草是凉性的，这怎么解释？

王老师 我们对任何本草，除了环境以外还有自身的素质。就如人对环境的适应力，大多是相似的，但内在素质各异。在相同环境下的一群人，有人冬天非常畏寒，夏天非常耐热；有人冬天不怕冷，夏天却怕热，禀赋有别。从专业上来说就是分类，植物分类。乌头属于毛茛科乌头属；菖蒲属于天南星科，是常绿植物，能耐冬寒，而且含有芳香挥发物质，二者禀性不同。这些植物往往生长环境中都带有一点温性，南方很热，它是温性的，长到北方来它还是温性的。这个就是本身带有这样的一种素质。仅靠一点解释不了，还要把几方面综合起来，抓住主要的、关键的来解释。

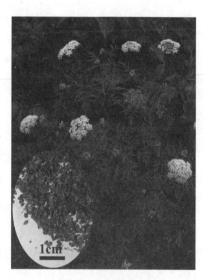

图 5-18 蛇床子

十六、鱼类何以有主湿痹、面目浮肿、下大水的作用

余老师 鱼生痰，何以鲤鱼能主湿痹、面目浮肿、下大水？

临床中很多人治面部浮肿用鲫鱼。喝鲤鱼、鲫鱼汤可以消肿，治疗浮肿。

这个鱼类药性有很大差别，不同鱼的药效也不一样，对这个鱼你研究过没有？

王老师 我给你谈一下，在《神农本草经》中有两种鱼，一种是鲤鱼，就"鱼"字旁加个里面的"里"。鲤鱼是用胆，"味苦，寒。主目热赤痛，青盲。明目"，是明目的。鲤鱼只用胆，不用肉。

《神农本草经》上面还有另外一味药，蠡鱼（图5-19），字音也是"lǐ"。但这个蠡鱼实际不是现在一般讲的鲤鱼，而是黑鱼，也叫乌鱼！黑鱼在古代称这个"蠡"，蠡鱼。

蠡鱼有几个方面的特点和其他鱼不一样：第一，这种鱼是底栖的，一般贴着泥土生活，不是在上面到处乱游的，并且是食肉的，吃活食的。第二，它的身子是圆的，不是扁的，有点兽性。第三，它的生命力特别强，把它从水里捞出来，放在没有水的地方照样可以活很长时间。你砍它、破它的时候，它还活着呢。这就是黑鱼，肉肥、刺少。怕刺扎，吃点黑鱼，它的刺很少，所以这样的鱼味是甘寒的。《神农本草经》讲其"主湿痹，面目浮肿，下大水"，是因为它生活在水的底部，贴着泥长的，而不是像一般的鱼在上面到处游，到处跑。一旦塘里没有水，干枯，在泥里面往往能抓到黑鱼。这个蠡鱼是指它，所以一般的鱼这方面和它是不一样的。

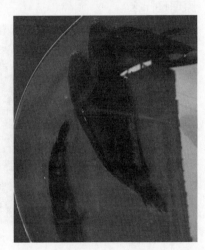

图 5-19 蠡鱼

而《神农本草经》为什么只选这两种呢？第一种在水中随便游的鲤鱼，属于一般的鱼，而一般的鱼到处都是，那就取它的胆。一般的鱼到处有，大家都吃，没那么大功效，所以在这些鱼中选择鱼胆入药。用鲤鱼胆行，用其他鱼的鱼胆可能也有类似的功效。选生活在最底层的黑鱼，是因为它有很多地方和其他的鱼不一样。选特色、选特性、找特色的功效，这就是《神农本草经》的蠡鱼，除掉胆以外就选了这一味药。

余老师 问您个问题，黑鱼是生活在淤泥里面的，那泥鳅也生活在泥里面，为什么不用泥鳅呢？

王老师 黑鱼和泥鳅还有很多不一样的地方。黑鱼生存能力很强，既可在泥里钻，又能在水中游；而泥鳅主要在水下泥中生活。黑鱼以小动物为食，跳跃力强，可跃起跳入相邻水域，这也是它强于泥鳅之处。泥鳅也是一味民间药物，味甘、平，补益脾胃，利水解毒，与蠡鱼功效较为相似。但神农选药是选最优秀的，泥鳅与黑鱼虽有相似之处，但整体特色不及黑鱼，所以神农最终选了"蠡鱼"，未选泥鳅。

十七、远志名称如何来，为什么能安神

余老师　为什么称为远志（图5-20）？如何能起到安神的作用？安神的原理是什么？

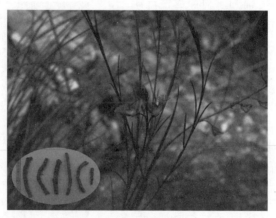

图5-20　远志

王老师　第一，《神农本草经》载："味苦，温。主咳逆伤中。补不足，除邪气，利九窍，益智慧，耳目聪明不忘，强志倍力。"并没有讲它安神。

实际上"补不足，利九窍"自然就安神了，它是这一方面顺带的功能，不专门讲安神，后来就专用它的结果，不知道原因了。它是"补不足，利九窍"，把这些调好了，自然就能睡好觉了。除邪气、益智慧。安神的功能应该是整体的功效导致的结果。这是第一。

第二，要见过远志的植物就会产生这样的感觉，植物特别小、特别纤细，所以远志植物的地上部分称"小草"，根皮叫"远志"。别看它是小草，枝条还是木质化的。它是小灌木，所以下面是用根皮而不是用根。若不是灌木，肯定是用根而不能用根皮，根也不会木质化，所以远志严格上讲起来是小灌木。这样又小又特殊的植物能"主咳逆伤中。补不足，除邪气，利九窍，益智慧，耳目聪明不忘，强志倍力"，是不是人小志大呀，人小志大不就是远志么？远志的名字应该是这样来的，从小看大，这是远志。

王老师 第三，远志主要产在山西、陕西，那里产量大，中心在陕、晋、豫三省交界，黄河北岸各处，这一带长得特别好、特别多，到了南方就没有"远大的志向"了。我们安徽的北部有，但又瘦又小，根也特别细，采不出来皮，所以这种植物到了南方就没有办法"远志"了，虽然还叫小草，但是远志不了。为什么？因为到南方一年生长的季节长，不需要储藏；在北方生长季节短，所以根皮储藏的特别多。根皮储藏的多才导致它有"远志"。

十八、为什么远志入药去心，山茱萸入药去核

余老师 我有个问题啊，远志根的木心很细，根本不占重量，那为什么要把心给抽掉呢？

王老师 远志不是典型的草本，基部木质化，所以当中的心也是木质的。

要纯粹是草本植物，根当中就不会木质化。这是第一。第二，药材应用往往除去无药用价值的部分，使药材纯净。为使药材精良就把当中的木质心去掉。不抽同样也能用，现在有些比较粗糙的、不太好的往往就不抽心了。但是真正抽心也简单，采下来后，揉一揉，皮和木质心就分离了，稍微再晾晾晒干一点儿，一抽就掉了，难度也不大，但是要耗费时间，若从降低药材成本角度讲可能不抽为宜。

余老师 有一味药叫枣皮，就是山茱萸（图5–21），在采集的时候要把核除掉。枣皮要去核，远志要去心。有人说，枣皮不去核效果就很差，因为核的药性和皮的药性相反。那远志的木心和远志肉有没有相反的作用，所以要去心？

王老师 也不能完全是那么说，譬如山茱萸去不去核？是不是功效相反？下面讲两个问题。

首先，说两个功效不一样，道理在哪？这是第一个问题。第二个问题，如果山茱萸连着肉、带着核一道煎，实际上核的功效出不来，因为有很厚的壳包着，不把它敲碎根本出不来；敲碎或者打碎了以后可能两个功效不一样，如果

整个煎，那出不来的。所以这个很难说，看看怎么样加工才能产生功效的差异。还有，山茱萸古代到底是什么样的加工方法，还要考察。《神农本草经》也没有告诉我们山茱萸用的是哪个部位，只是后人根据临床经验选择用山茱萸的去核果肉。

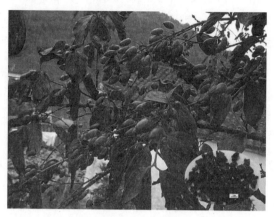

图 5-21　山茱萸

如果《神农本草经》就是用果肉带核也未尝不可。所以这个还没有进行认真的考察，遗留了很多问题在那里。

另外，远志去木质心主要是为了纯净药材，不一定是防止木质心和根皮的相反功效。因为多数植物的木材部分不含有丰富的化学物质，主要是木质化细胞壁，起着支撑作用，不像根皮、果皮，储存了很多药用需要的物质。

十九、山茱萸为什么能补肝肾

余老师　枣皮（山茱萸）为什么能补肝肾呢？

王老师　补肝肾，我们这样来理解啊。《神农本草经》上面讲的是"味酸，平。主心下邪气寒热"。"心下"指的就是胃下面，相当于肝的部位。邪气寒热一除，又"温中，除寒湿痹，去三虫"，对肝就会有些好处，所以补肝肾可能与温中有关。

山茱萸的功效也不是收涩的作用，讲"味酸"但不收涩，而现在认为酸收，说不过去。山茱萸并不收敛，收敛固涩怎么能"去三虫"呢？怎么能"除寒湿痹"呢？这两个是反向的。所以"补肝肾"是后来人的说法，而我们从源头上看可能更贴近于它的功效。

山茱萸还有个现象，一般分布在湖北、陕西、安徽、河南这一带，不是山茱萸只能在这一区域生长，在其他地方不能长，关键是在其他地方结不成果。到了北方它能开花，但是开花的时候避免不了霜冻，一冻花就冻坏了，没有办法授粉、结果。到了南方太热，它又不行，所以只有这一带，长在稍微高一点儿的地方。山茱萸比较耐寒，开花比较早，一般2月份就开花了。

二十、蒲公英为什么可治乳痈

余老师 蒲公英为什么可以治疗乳痈，机理是什么？

很多药都有清热解毒作用，如板蓝根、紫花地丁都能够清热解毒。蒲公英也有清热解毒作用，为什么蒲公英能治乳痈而其他药不能治乳痈呢？

王老师 蒲公英有个最大的特点，采过蒲公英的就知道，它的叶子一掐断会有白色的"乳汁"溢出，根挖出来白色的"乳汁"更多，甚至会往下滴。蒲公英依靠体内的乳汁运输提供能量，这种运输速度特别快。蒲公英能解毒，又有这么多"乳汁"在里面运转，调整、调节特别方便。我曾经治过乳痈，下午给的药，第二天热就退了，效果特别好。蒲公英还有几点：

第一，"乳汁"通透性特别强，能把管道都打开。

第二，虽然这样的药一般都是平性、温性或者凉性，但实际上蒲公英带有一点温性。因为它长在太阳下面，一定是阳生的、阳性的，就带有一点温性的作用。有温性作用就能祛寒湿，这种功能特别强。

第三，蒲公英还是常用的蔬菜，好吃，无毒，这是和其他药不一样的地方。它能够作为蔬菜食用，所以用的时候尽管放心，无毒，是好药。

第四，蒲公英还有个特点，它是夏眠植物，而夏眠植物有一种收的作用，到该收的时候就收，人家长，我不管，我该收了。大多数植物夏天旺盛生长，你长你的，你热闹你的，我干我的事，我做我的工作，所以夏枯草也好，蒲公英也好，是一类的，和金银花就不一样。金银花现在正在开花，旺盛生长，一直要生长到秋天、冬天。

另外，蒲公英的花是黄色的，根有很多"乳汁"，不仅可以通乳腺，对胃肠功能也有调节作用。所以无论国外还是国内很多人都用蒲公英治疗胃病，有的认为蒲公英对慢性胃炎及幽门螺杆菌感染等还有一些功效。

余老师 蒲公英这些功效都可以理解，接着您刚才提的问题，能够吃的、有白色乳汁的、生长在那个环境下的，大蓟也是的啊。

王老师 大蓟？

余老师 就是那个凉血药大蓟，大蓟很好吃。

王老师 不扎嘴？

余老师 很好吃，大蓟用开水一烫，可以做成卷。大蓟也含有白色的"乳汁"，大量的"乳汁"。

王老师 大蓟没有"乳汁"，没有"乳汁"！是不是菊科的另外一种植物？苣荬菜这一类？有没有粗根？什么时候开花？现在开花还是夏秋开花？

余老师 大蓟现在正在开花。

王老师 开花是什么颜色的？

余老师 开花是白色的。

王老师 那不对了，大蓟是紫色的花，开花还要迟。您讲的是另外一种有"乳汁"，但不是大蓟，它们形态相似。您刚才讲的和蒲公英都是菊科舌状花亚科的，它们都有"乳汁"。而大蓟是菊科管状花亚科，没有"乳汁"，是两类植物。

二十一、同是树脂类，为什么功效差异却很大

余老师 临床上经常用树脂类药物，如乳香、没药、松香、血竭、桃胶都是树脂，但功效为什么有这么大差别？可以跟我分享一下您的心得么！

松脂，就是松树流出来的脂。松树从南到北都有，它的脂实际上是一种挥发油，"味苦，温。主痈疽恶疮，头疡白秃，疥瘙风气。安五脏，除热"。这一类树脂不一定是从树干深处出来的，可能哪个地方稍微破一点就流出来了，用于防止外部感染。松脂在寒冷的地方、在高海拔的地方是防止感染的。如"痈疽恶疮，头疡白秃，疥瘙风气"，这些都是外表的感染。皮肤上的感染它都能治，这就是松脂。

那桃树胶有什么作用呢？苦、平，活血通淋止痢。桃树是一种比较小的树，在北方生长，南方不一定有很多桃树。桃胶同样也是调节身体、保护自己的，

所以有活血通淋止痢这方面的功效，主体的还是一种自我调节的能力。

王老师　树脂类的功效要根据它是哪一种类型？分布在什么地方？出来的胶是什么胶体？然后推断它的功效是什么？这些都是分泌物，实际上还有一种树脂，是《神农本草经》特别器重的一味药——干漆。漆树新鲜的时候很多人碰到容易过敏，一旦干了以后就不过敏了，不仅不过敏，还是一味全身滋补的药，只是现在没人用了。但是《神农本草经》记载它是滋补药。干漆，就是树皮划开了以后流出的"乳汁"干燥所形成的药。

另外，树脂类还有一种，橡胶，是从国外来的，不是我们中国原产，所以《神农本草经》没有收录它，后来人也没有把它作为药用。

余老师　基本上明白了。

王老师　再说一点，杜仲的丝也是树胶（橡胶丝），它也具备特殊的功效，"主腰脊痛。补中，益精气，坚筋骨，强志，除阴下痒湿，小便余沥"。

二十二、能否应用酸碱平衡理论调节人体，治疗疾病

余老师　我们人体有个酸碱平衡，西医讲 pH 值超过这个范围，人就会酸中毒或者碱中毒，很难受。酸碱平衡非常重要，现在很多老中医及道家学派会用一些含有碱成分或者酸成分的植物，以中和体内酸碱。如用贝母治胃病，因其里面含有碱，可通过中和胃酸治胃病。这个酸碱您有没有探讨过？

王老师　我们中医最宝贵的就是整体观、辨证论治，这个太重要了！不是只注意某一点，用个 pH 计测测酸碱度，来决定如何。

西医治疗往往重视酸碱平衡，这只是一方面。酸碱为什么不平衡？这是现象，不是本质，现象调了，本质却没改变。我们中医强调的是治本，光调表面的酸碱有时候得不偿失。进了医院以后往往通过检测手段得到那样一个指标，然后就只调那个指标，越调越坏，越调越复杂，因为人体的失衡状态会越来越重。

这段时间我接触了一些在医院接受治疗的患者，调了一个指标，其他的指标又失常了，再调其他的，患者彻底调完了，尤其是年纪大的人，整个身体系统的平衡打乱以后，再也恢复不了，这是一种思考。我们中药里面的任何一味，有酸也有碱，有酸性物质有机酸也有碱性物质生物碱。我们再看看所有的果实

类，它在没成熟的时候含的就是酸，有机酸，一旦成熟了以后很快就变成糖了。有些物质是阶段性的，这些物质不是很重要，也不是很关键的东西，是阶段性的、局限性的。同一个疾病，不同的人，不同的阶段酸碱性也不同。

用点状思维与我们中医整体思维、治本思维相比较去看问题，两者已经差距很远了。我们要守住自己最有特色的东西，这是我对酸碱平衡的理解。当我们看到这类东西很感兴趣时，需要运用整体思维认真思考思考。

二十三、苦味入心，为何有补泻之不同

余老师　有些药味苦入心，但苦味入心有的有补的作用，有的却是泻的作用，您怎么来理解？

王老师　实际上《神农本草经》对药的味道，往往只讲主味，不讲兼味。一味药里面含有很多物质或者很多成分，尝起来可能有这个味道，也有那个味道，还可能不止一两个味道，所以才有"五味子"。五味子就是五种味道都具备。但是《神农本草经》只讲酸，其他的不说，这就是《神农本草经》介绍的味。所以有的药味苦入心，却有不同的作用，关键是我们要综合的、全面的来看这味药。

譬如黄连（图5-22）、远志、芍药这三味药，它们有很多很多的不同。它们都味苦，都入心，但是黄连是常绿植物，长在南方，并且生长在阴处，冬天也是绿的，下面是根状茎。根状茎是黄色的，生活在潮湿阴暗的环境，所以它是真正的苦寒药。

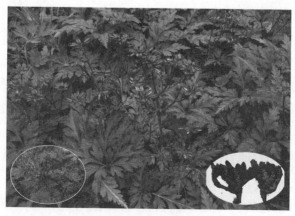

图5-22　黄连

而远志分布于我国偏北部，河南、黄河北岸为主，所以它的根是白色的。另外，它作用的部位主要偏于上部。它生长的环境是阳性的，如阳光好的地方、山坡灌木丛中、干旱的地方，它都喜欢，到树林里就没了，它又是一种状态。我们在河北、北京附近采集远志，亲自尝了它的味道，是甘的，并不是苦的，可能晒干了以后有一点苦味。神农描述它是苦的但它是以甘为主，是甜的，我们亲自尝了。远志的根皮是肉质的，而黄连的根状茎是木质的。

下面再谈一种北方的本草——芍药。芍药在内蒙古、东北都产，在海拔较高的四川地区也产。它味苦，性平，生活在阳处，但是芍药（图5-23）因为年代久了根已变紫、变赤，所以它偏向于血，根也是肉质的。从多个方面来看，它受多种因素影响，味与功能有重要的联系，但还与多种因素有关，我们要从各个方面来考虑，才能够比较切合药物本身的特性，而它的功效就是特性。

余老师 讲得很好。

王老师 余老师，解答您的问题可费了大劲！您很会提问题，问题也有高度和深度！您把中医的理论、本草的理论都融在其中了。我解释您的问题要从源头上、从中医、从本草、从植物等各个方面考虑，还要破除在中医、中药传承中的迷信。譬如五行、归经，大家一直都认定着，包括《伤寒论》中的"六经辨证"，几乎一直到现在，都还是模糊的！这些都要把它清理掉，我们才能把话说清楚，否则永远说不清。你说归经学说不存在，马上就会有人跟你辩，说："《伤寒论》上面不是有六经辨证吗？"回答您的提问，得把头脑里想过的问题全部拿过来，努力来应对。通过回答您提出的问题，我自己也得到了提高，很高兴，谢谢！

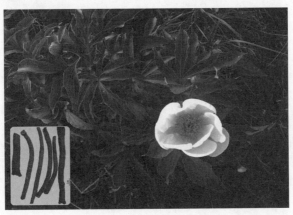

图5-23　芍药

余老师 讲得很好，收获很大。那今天就这样啊。

王老师 好，今天下午交流有多少学员参加？

余老师 20人吧。

王老师 好，谢谢大家，再见。

附图

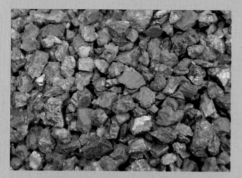

图 1-1　丹砂

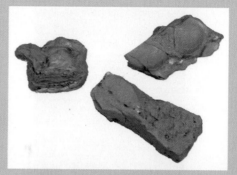

图 1-2　代赭石

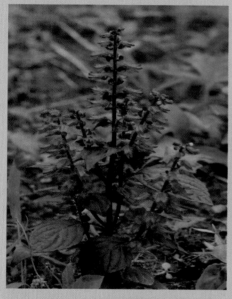

图 1-3　紫苏

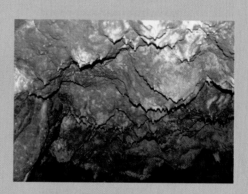

图 1-4　石钟乳

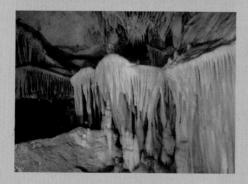

图 1-5　孔公蘖

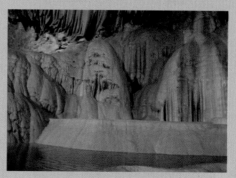

图 1-6　殷蘖

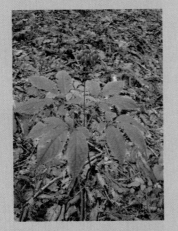

图 2-1　人参

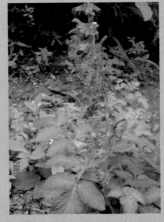

图 2-2　丹参

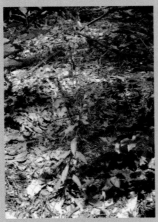

图 2-3　沙参

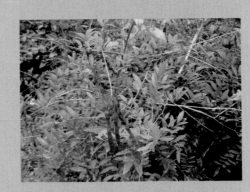

图 2-4　苦参

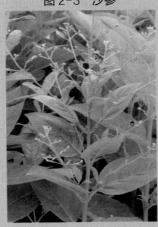

图 2-5　玄参

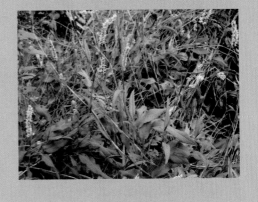

图 2-6　紫参

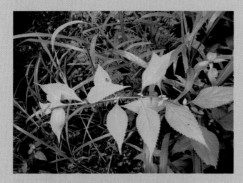

图 3-1　香茶菜

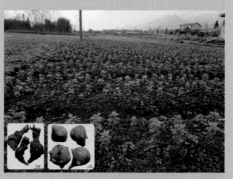

图 3-2　乌头（栽培）

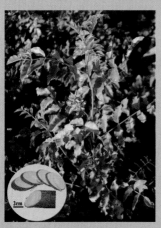

图 3-3　甘草

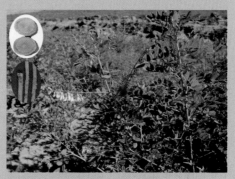

图 3-4　黄耆（黄芪）

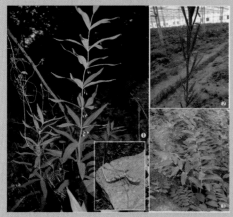

注：1.黄精；2.滇黄精；3.多花黄精

图 3-5　黄精

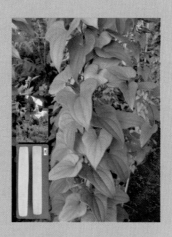

图 3-6　薯蓣（山药）

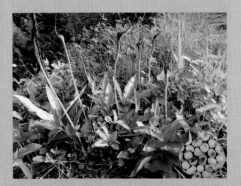

图 3-7　半夏

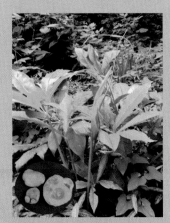

图 3-8　虎掌（天南星）

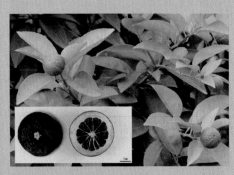

图 3-9　枳壳

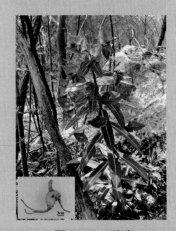

图 3-10　狼毒

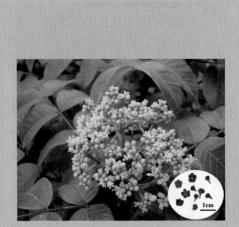

图 3-11　吴茱萸

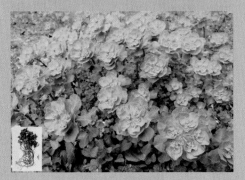

图 3-12　泽漆

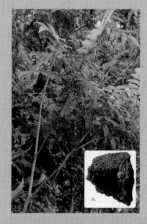

图 3-13 干漆

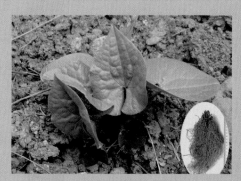

图 3-14 细辛

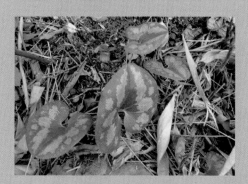

图 3-15 杜衡

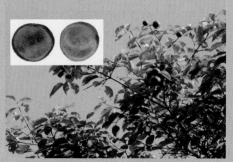

图 3-16 马钱子

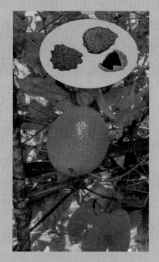

图 3-17 木鳖子

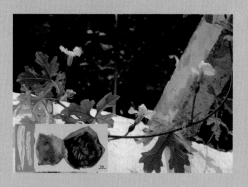

图 3-18 瓜蒌

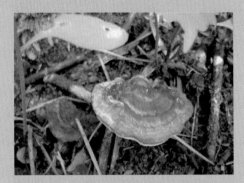

图 4-1　赤芝

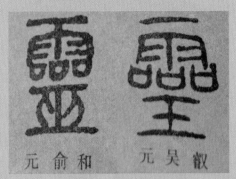

图 4-2　灵的古体字

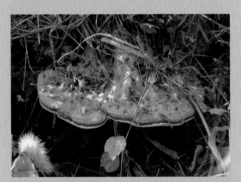

图 4-3　树舌

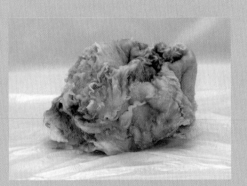

图 4-4　太岁

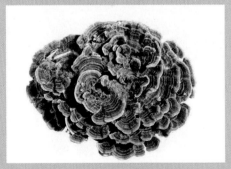

图 4-5　云芝

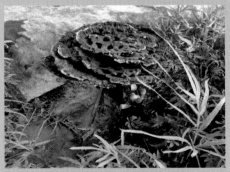

图 4-6　紫芝

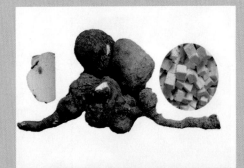

图 4-7　茯苓

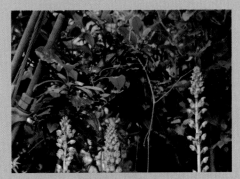

图 4-8　天麻

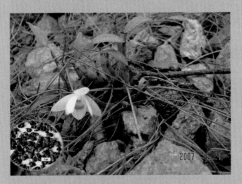

图 4-9　霍山石斛

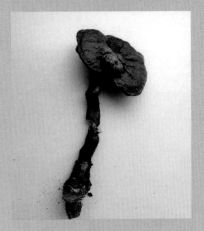

图 4-10　赤芝的子实体形态

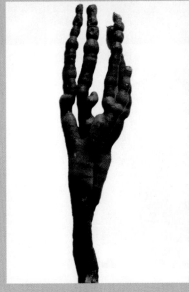

图 4-11　鹿角芝

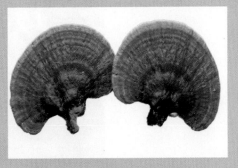

图 4-12　松杉灵芝

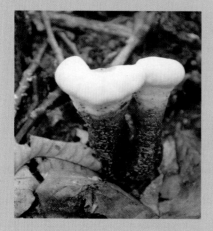
赤芝（白色）

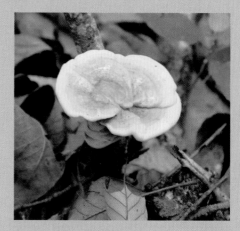
赤芝（黄色）

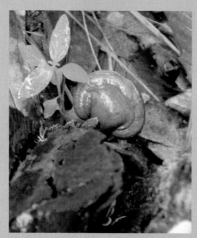
赤芝（赤色）

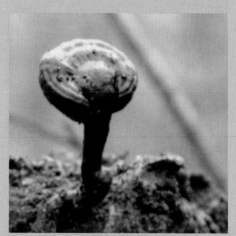
赤芝（青色）

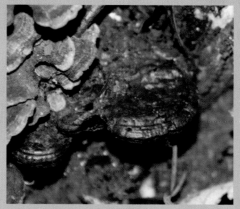
赤芝（黑色）

图4-13　赤芝子实体不同阶段的颜色

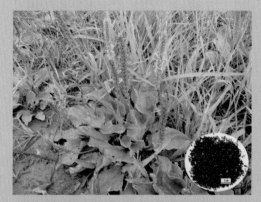

图 5-1　车前

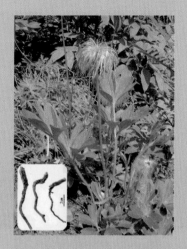

图 5-2　白头翁

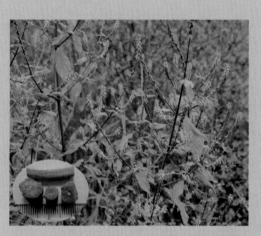

图 5-3　牛膝

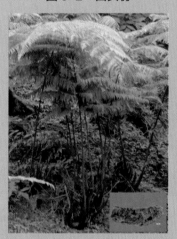

图 5-4　狗脊

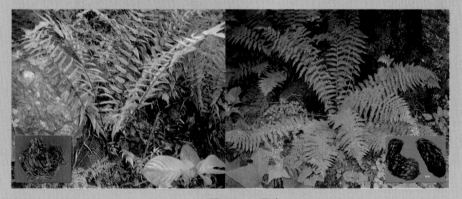

图 5-5　贯众

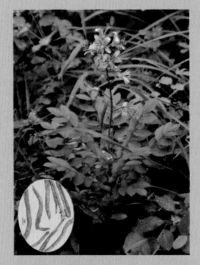

图 5-6　白鲜

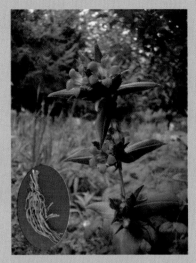

图 5-7　龙胆

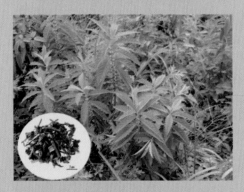

图 5-8　泽兰

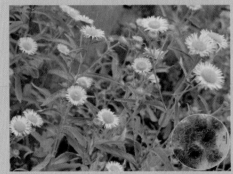

图 5-9　旋覆花

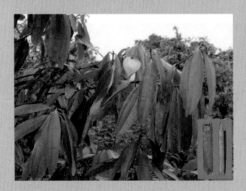

图 5-10　肉桂

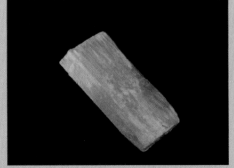

图 5-11　石膏

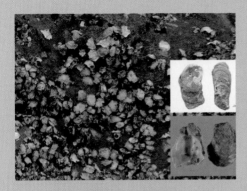

图 5-12 牡蛎

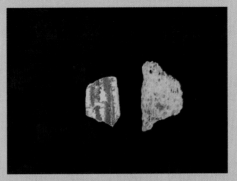

图 5-13 龙骨

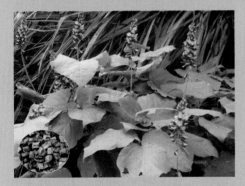

图 5-14 葛根

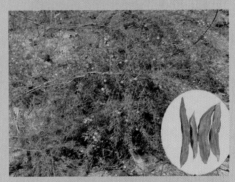

图 5-15 天门冬

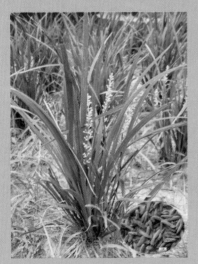

图 5-16 麦门冬

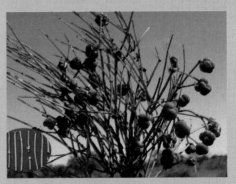

图 5-17 麻黄

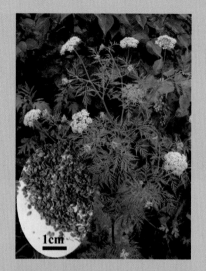

图 5-18 蛇床子

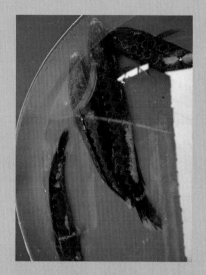

图 5-19 蠡鱼

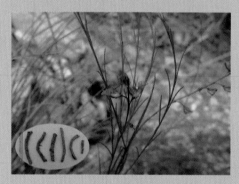

图 5-20 远志

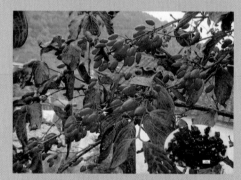

图 5-21 山茱萸

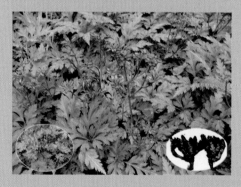

图 5-22 黄连

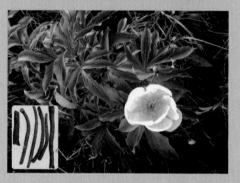

图 5-23 芍药

《医间道——十站旅行带你进入中医殿堂》

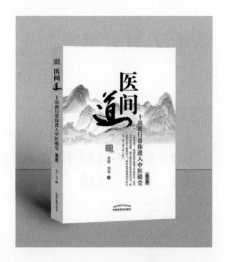

○ 书号：978-7-5132-5788-6
○ 作者：余浩　郑黎　著

编辑推荐

中医入门经典之作
任之堂主人亲撰的首部中医学畅销书
一版狂印 19 次，修订增补，重装上市

内容介绍

　　本书为任之堂中医入门经典之作。第一版印刷 19 次，广受好评，本版为修订增补版。

　　书中以十站旅行的形式分解学习中医的必经之路，按照中医基础、中药、药方、病机、治法、医理、临床、医案的顺序介绍了中医药知识。以旅行提示的形式与读者互动，提出问题，并推荐读者进行相关内容的扩展阅读，帮助读者将学习过程深入下去。

　　本书创造性地提出了"脏腑阴阳气血循环图"这样图形化的学习工具帮助读者更为形象直观地理解中医理论，介绍中药时根据某一脏腑疾病用何药来分类等，处处紧扣临床实用，使读者更容易学以致用。

　　全书以口语化的行文，把深奥的医理尽可能阐述得简单同时有趣，并穿插了作者的临床验案，可读性较强。

《阴阳九针针法集》

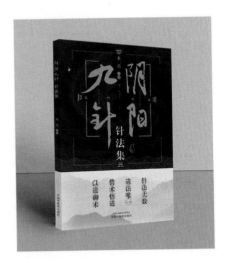

○ 书号：978-7-5132-7219-3
○ 作者：余浩　主编

编辑推荐

任之堂主人余浩重磅新书
阴阳九针针法全集，道家针法不传之秘
针法无数，道法唯一，借术悟道，以道御术
阴阳九针，九针为术，阴阳为道。以阴阳御九针，则变化无穷！
九针之用，升降相配，阴阳相随，气机周流，循环往复。

内容介绍

　　本书为任之堂"阴阳九针"系列图书的第三本，是任之堂主人余浩自创的道家针法——阴阳九针的针法全集。全书包括阴阳九针原理、阴阳九针概述、阴阳九针针刺注意事项、阴阳九针初级针法、阴阳九针中级针法、阴阳九针高级针法、阴阳九针组合针法、阴阳九针杂病针法八章。介绍了阴阳九针产生的背景和理论基础，详解阴阳九针从初级到高级各级针法以及组合针法、杂病针法的含义、进针部位、进针方法、功效、主治病证、注意事项等，集阴阳九针疗法之大成，充分体现了该针灸疗法的最新进展和提高技巧，更具实用性和可操作性。全书辅以多张图片，图文并茂，一目了然。

《我在东汉末年学中医的日子——另辟蹊径读伤寒》

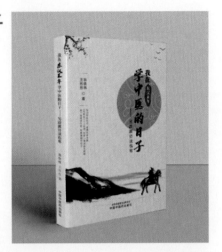

○ 书号：978-7-5132-7934-5
○ 作者：翁骁炜 王彤彤　著

编辑推荐

回归仲景真意，追溯伤寒本源
《伤寒论》三大定律、妙解小柴胡汤方程组……
换个角度读伤寒，驭繁就简学经方
中医"小白"学经方记
首部对话体《伤寒论》主题小说
一问一答，妙趣横生，帮你打通《伤寒论》的任督二脉
快速入门《伤寒论》，经方原来可以这样学

内容介绍

　　本书为解读《伤寒论》的入门读物。原为"东汉末年"公众号上的系列文章，讲述了一个刚刚从复旦数学系毕业的女生学习《伤寒论》的故事。全书以日记的形式，记述了师徒之间关于《伤寒论》的问难与应答。通过不同主题的故事，讲解了《伤寒论》的基础知识、用药、方证等。其中不乏作者的深入思考和独到见解。

　　全书共 26 章，结合伤寒名家胡希恕的理论，从中医标准开始，提出了《伤寒论》三大定律，详细讲解了《伤寒论》中常用药的药证，构建了完整的方证药证体系。